Relajación

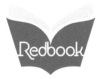

Relajación

Lucile Favre

esenciales

ROBIN
BOOK

© 2015, Lucile Favre

© 2015, Redbook Ediciones, s. l., Barcelona

Diseño de cubierta: Regina Richling
Diseño interior: Amanda Martínez

ISBN: 978-84-9917-369-6

Depósito legal: B-13.860-2015

Impreso por Sagrafic, Plaza Urquinaona 14, 7º-3ª 08010 Barcelona

Impreso en España - *Printed in Spain*

«Cuando no podemos encontrar tranquilidad dentro de nosotros mismos, es inútil buscarlo en otra parte.»

François de la Rochefcauld

Índice

Lucile Favre

Introducción

El alto ritmo de vida que llevamos en las ciudades nos condiciona y nos lleva a un estado constante de nerviosismo y de ansiedad. Adaptarse a estas situaciones y hallar las respuestas adecuadas para afrontarlas no es tarea fácil.

Muchas personas acuden a tranquilizantes y somníferos pero esta no es una buena solución, al menos a medio o largo plazo. Además, estos medicamentos dañan el sistema inmunitario y conducen el organismo a un progresivo debilitamiento.

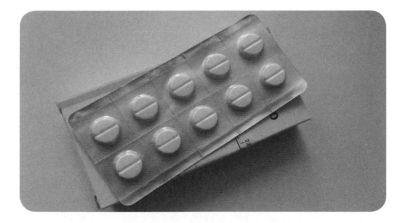

Las técnicas de relajación son un conjunto de procedimientos que surgen a principios del siglo XX, como la relajación progresiva de Jacobson o la relajación autógena de Schultz. Ambas se complementan, ya que se centran, respectivamente en dos de las principales funciones de la relajación: el descenso en el tono muscular, y la sugestión y control mental. Otras técnicas más modernas, como las de *biofeedback* o *rebirthing* empiezan a desarrollarse a partir de los años sesenta y setenta bajo el soporte de los avances en el terreno electrónico y la posibilidad de medir con precisión diferentes parámetros vitales. Posteriormente han aparecido procedimientos estructurados realmente eficaces que reducen considerablemente la duración del entrenamiento.

Este libro presenta un compendio de las principales técnicas de relajación que se acompañan de una serie de ejercicios prácticos que pueden ayudarnos en casi cualquier situación. El punto común de todos estos métodos es que deben llevar a un estado de tranquilidad. Sea como fuere, cualquiera de las técnicas mencionadas son muy simples y pueden adaptarse a cualquier persona, pueden ser vividas en cualquier lugar y en cualquier circunstancia.

1. Conceptos básicos

Según el Diccionario de la Real Academia relajación es la acción y efecto de relajar o relajarse (aflojar, ablandar, distraer el ánimo con algún descanso). La relajación, por lo tanto, está asociada a reducir la tensión física y/o mental del cuerpo humano.

Las técnicas de relajación comprenden todos aquellos métodos que permiten alcanzar la calma y reducir el estrés. Lo que redunda en un inmediato beneficio para la salud, ya que disminuye la tensión arterial y el ritmo cardiaco. Cuestiones como la ansiedad, los ataques de pánico, la depresión, el insomnio y hasta el dolor de cabeza pueden ser tratadas y aliviadas con diferentes técnicas de relajación.

La relajación debe entenderse cómo algo que enseña a la persona a controlar voluntariamente la bajada de su tono vital. Quien se somete voluntariamente a diferentes técnicas de relajación busca no sólo eliminar el estrés sino además sustituirlo por otras formas de vida más compatibles con la naturaleza y con las situaciones que se le presentan.

A lo largo de una jornada diaria cada persona atraviesa por distintas fases: de la vela pasa al sueño profundo. Durante el estado de vela predomina el consciente, pero bajo esa capa se esconde el subconsciente, esto es, todas aquellas experiencias pasadas, nuestros deseos instintivos, complejos, ansias, inhibiciones, etc. El estado de relajación nos proporciona un panorama adecuado para observar todo lo que hemos ido acumulando. Esta experiencia nos puede servir para dejar de identificarnos con ciertos patrones que no nos aportan ninguna situación favorable y sustituirlos por comportamientos que nos permitan conocernos mejor a nosotros mismos.

Cualquier técnica de relajación precisa de unas condiciones óptimas para ser abordada de la mejor manera posible: un aula tranquila, ropa amplia, luz tenue y ojos cerrados para favorecer el vacío mental y la interiorización.

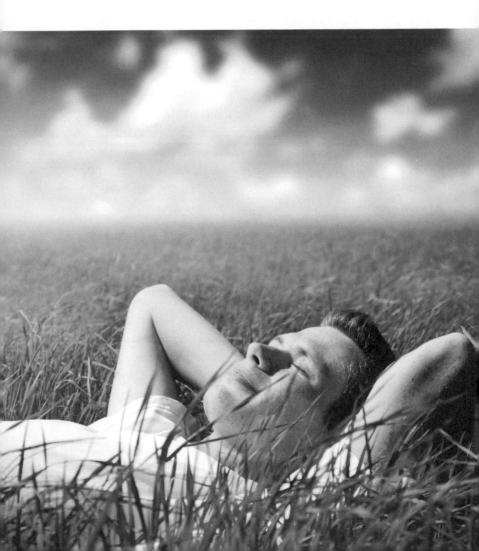

Condiciones para una práctica eficaz

❖ El lugar debe estar bien ventilado, de manera que no puedan percibirse malos olores. Se puede recurrir a las barritas de incienso que procuren una sensación agradable y nos proporcionen ese estado de paz mental y serenidad requeridos. Es importante recogerse en un lugar apropiado, donde no se puedan escuchar molestos ruidos que nos incomoden y favorezcan la autoconcentración y el bienestar. Así pues, son condiciones imprescindibles que el lugar sea silencioso, tranquilo y relajante. La temperatura de la habitación debe ser confortable, de manera que procure el reposo muscular. Si la temperatura ambiental es fresca, en el momento de la relajación final será imprescindible tener a mano una manta para cubrirse y evitar que el calor corporal se disipe.

❖ No hay un momento ideal para ejercitarse en la relajación, aunque lo ideal es practicarlo por la mañana, después de realizar una sesión se gimnasia. De esta manera, se flexibiliza la columna vertebral, se suprimen eventuales tensiones y el cuerpo se relaja con finalidad de recargarse de energía. Las técnicas de relajación que se practican por la noche pueden impedir, en algunos casos, un sueño profundo.

❖ El atuendo debe ser en todo momento flexible y cómodo para que se puedan realizar los distintos movimientos con total libertad. En cualquier caso, es recomendable no llevar prendas que se ciñan al cuerpo, tipo cinturones, calcetines o zapatos.

❖ El tiempo que dediquemos a la relajación no debe ser demasiado. La persona entrenada en este ámbito puede conseguir relajarse en profundidad en muy poco tiempo; en menos de diez minutos una persona experimentada consigue un estado de relajación profunda en el que se produce un cambio de conciencia.

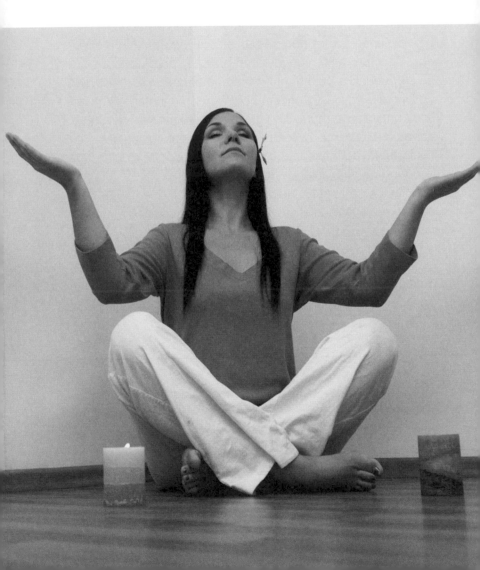

❖ Duchas, sesiones de hidromasaje y sauna son excelentes prácticas que, además de favorecer la higiene corporal, son un buen método de recuperación. La ducha, por ejemplo, tiene una acción vasodilatadora importante sobre el sistema circulatorio periférico que permite una relajación muscular rápida y duradera. Además, ducharse con agua caliente durante diez o quince minutos induce el sueño. El hidromasaje sirve para conseguir una relajación muscular duradera. Una temperatura adecuada procura una sensación de bienestar acentuada por los chorros a presión que impactan contra la musculatura del cuerpo. La sauna no es más que un baño de vapor caliente que provoca una abundante sudoración que permite la eliminación de toxinas y una cierta bajada de la tensión arterial.

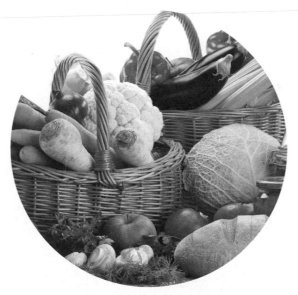

❖ Uno de los aspectos fundamentales para favorecer la relajación es una buena dieta alimenticia. La mala alimentación está demostrado que favorece enfermedades como la hiper-

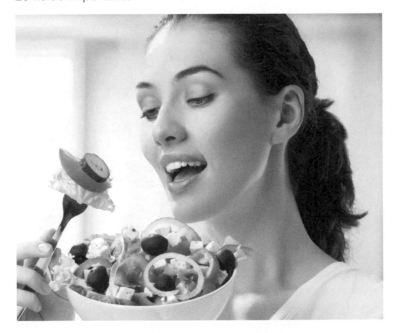

tensión, el estreñimiento o los cálculos renales o vesiculares. Una alimentación rica en azúcares y grasas puede crear un estado de estrés que perturbe el equilibrio psicológico y físico de la persona. Así, es conveniente, por ejemplo, que la masticación se produzca de forma lenta y pausada, dando tiempo para ingerir los alimentos y potenciando el sentido del gusto. La tranquilidad también se consigue sentados en una mesa en la que no se produzcan molestas interferencias sonoras, como la televisión, los móviles o las tabletas. El cuerpo debe adquirir una postura cómoda, sin tensiones que le obliguen a posturas inadecuadas y que puedan entorpecer el proceso digestivo. Y, muy importante, la nutrición debe ser en función de las necesidades del organismo. No es lo mismo una persona con un trabajo sedentario que otra que pueda gastar el doble de calorías debido a un trabajo que requiera un esfuerzo físico importante.

Efectos de la relajación

Los efectos de la relajación son múltiples y visibles desde el momento que nos iniciamos en su práctica. A grandes rasgos, puede decirse que la relajación:

❖ Reduce la tensión de la musculatura. La mayoría de las personas tienen los músculos permanentemente contraídos, lo que da origen a múltiples molestias e incluso lesiones.

❖ Modifica los ritmos eléctricos del cerebro. La relajación favorece el predominio de las ondas eléctricas alfa, asociadas con la tranquilidad y receptividad.

❖ Disminuye la frecuencia cardiaca y baja la presión arterial. La dilatación de los vasos sanguíneos hace que mejore la circulación y que los nutrientes lleguen a todas las células. Este efecto hace que la relajación sea especialmente interesante para las personas que sufren afecciones cardiacas.

❖ Reduce la liberación de hormonas relacionadas con el estrés. La adrenalina y la noradrenalina fluyen en menos cantidad, con lo que se reduce el estrés sobre el sistema circulatorio.

❖ Desciende el consumo de oxígeno. Una consecuencia positiva es que también disminuyen los radicales libres que se producen inevitablemente durante los procesos metabólicos.

❖ La respiración se hace más regular y profunda. La mayoría de la gente se ha acostumbrado a respirar de forma acelerada y superficial.

❖ Baja la tasa de colesterol en la sangre. El colesterol está relacionado con el desarrollo de la arterioesclerosis y en la mayor posibilidad de sufrir un infarto.

❖ Aumentan el número y la eficacia de las células inmunitarias; por lo tanto, protege de enfermedades infecciosas e, incluso, del cáncer.

❖ Mejora la actividad intestinal, que suele verse afectada por el exceso de tensión.

❖ Afloran sentimientos de calma; también aumentan el control y la confianza en uno mismo.

Motivación

La relajación es una técnica muy útil por diferentes motivos. En primer lugar, la tensión muscular, que puede ser causa de diferentes tipos de molestias, cómo el dolor de cabeza o el de espalda. Todos aquellos males debidos a la tensión contribuyen a aumentar las preocupaciones y por tanto el estrés. Cuando una persona se siente en tensión, suele parecer siempre cansado y fatigado.

Cuando el estrés supera ciertos umbrales de tolerancia se convierte en un problema que puede afectar el bienestar físico y mental. Mucha gente recurre entonces a los llamados "tranquilizantes" que, entre otras cosas, causan habituación y dependencia. El estrés, además, tiene un papel importante en muchas enfermedades ya que agudiza su desarrollo.

El estrés, es evidente, no afecta a todas las personas por igual. Lo que a una le puede suponer un trastorno importante, a otra le puede suponer una motivación estimulante. Nuestra percepción subjetiva tiñe nuestra experiencia del estrés. Pero causantes del estrés hay muchos. En general hay que decir que no suele ser un factor el único causante del estrés. Lo más normal es que se trate de una combinación de varios.

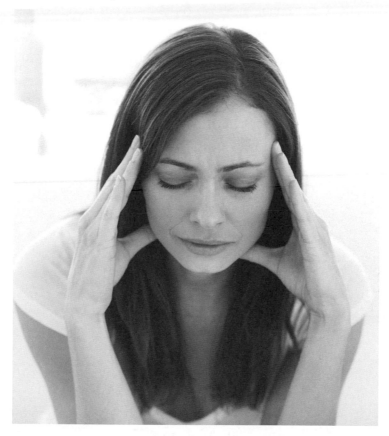

❖ El estrés ambiental es aquel que procede de un ambiente de trabajo ruidoso, de un vecindario demasiado bullicioso, del tráfico diario en el que la persona se ve inmersa o de una concatenación de noticias desagradables.

❖ El estrés social surge de la interacción del individuo con todo aquello que lo rodea. Los cambios en las pautas familiares suelen ser causa de estrés social. También puede proceder del aislamiento o de la estigmatización por parte de otros. En esta categoría de estrés también entraría el excesivo consumo de alcohol, el abuso de fármacos o la ingesta de cafeína en niveles altos.

❖ El estrés personal es quizá el más común y suele deberse a una ruptura sentimental, a las discusiones constantes con otros miembros del clan familiar, a un traslado o a una frustración constante.

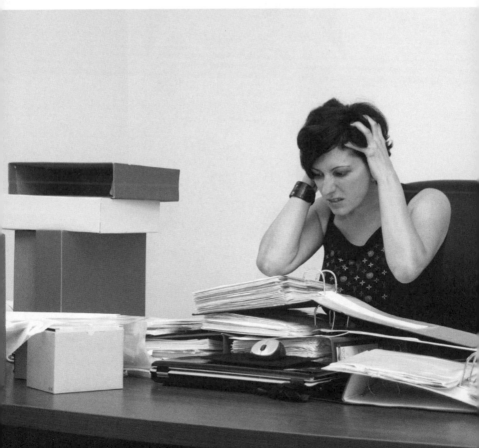

❖ El estrés laboral es cada día más habitual en nuestra sociedad. Tanto puede deberse a una excesiva carga de trabajo como a la ausencia de este. Es evidente que algunos trabajos son más estresantes que otros y que la compensación económica a veces no está en consonancia, lo que provoca frustraciones y por ende, estrés.

2. Técnicas de relajación

Existen diversas técnicas que permiten mejorar el estado de relajación. Algunos de los métodos pueden ser efectuados por el propio individuo pero otros requieren la ayuda de un profesional. No todos requieren el ejercicio físico, pero casi todos coinciden en precisar un estado de quietud y sosiego necesarios para encontrar la relajación.

Auto-hipnosis

La auto-hipnosis es una técnica de relajación que puede reducir las defensas del individuo. Se trata de un estado que se consigue a través de la propia voluntad y que puede resultar muy útil para combatir dolores crónicos, insomnio, fatiga, asma, hipertensión y toda aquella patología agravada por la tensión y el estrés.

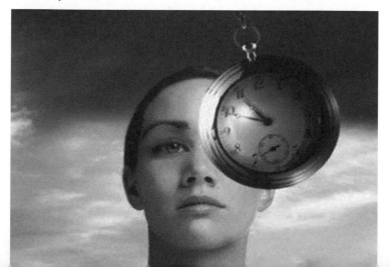

La práctica de la auto-hipnosis favorece una relajación intensa y rápida, el resultado debe ser un estado de vigilia que precede al sueño.

Beneficios de la auto-hipnosis

- Otorgar mayores dosis de creatividad a la vida.
- Mejorar la memoria.
- Levantar la autoestima.
- Lograr metas con mayor rapidez.
- Incrementar la salud física y emocional.
- Acelerar la capacidad de aprendizaje.

La auto-hipnosis es una técnica de ayuda empleada en las terapias para dejar de fumar, adelgazar, combatir el alcoholismo, el tabaquismo y la drogadicción, ya que refuerza la voluntad del individuo y permite acercarse a los objetivos de una manera segura.

Ejercicio de relajación auto-hipnótica

Consiste en sentarse en un sillón, o diván, o cama que sean cómodos, en una postura relajada, y paulatinamente tomar conciencia de la respiración y del cuerpo, y aflojar todos los músculos de manera conciente, siempre con los ojos cerrados. El ambiente debe ser acogedor y silencioso, para evitar distracciones. Cuando el cuerpo se siente relajado, comienza a abandonarse de forma lenta y progresiva, dejando el cansancio o dolor detrás.

Una vez conseguido este ambiente previo inicial es el momento de ejercitarse. Colocar la mano derecha extendida ha-

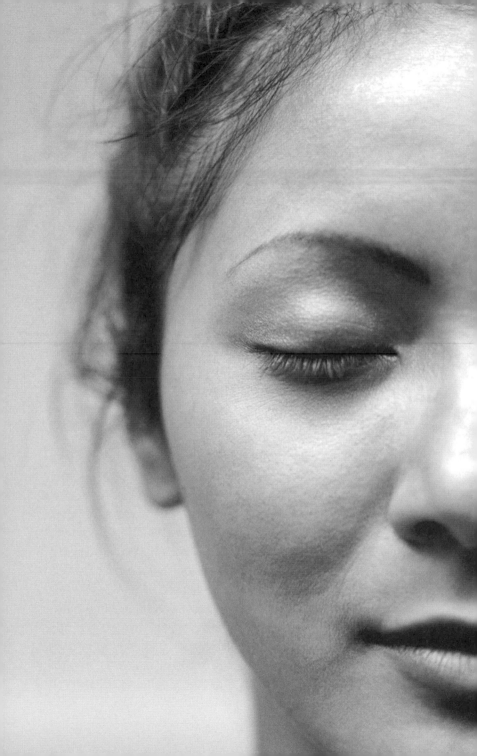

cia delante, con el puño cerrado y mirando fijamente el dedo pulgar. Se empezará a percibir una sensación de cansancio y tensión en los ojos y párpados así como cierta dificultad para fijar la vista en un punto. Surge la necesidad de cerrar los ojos. A continuación iniciar una respiración profunda, lenta y acompasada. Tomar aire y expulsarlo por completo. Es importante que la persona se concentre en esta tarea y piense en la respiración que está ejerciendo. El individuo percibirá cómo su cuerpo va entrando en un estado de relajación, con la sensación de que su cuerpo es un objeto pesado que flota sobre una nube. La mente le haré percibir un cierto alejamiento del entorno, lo que sin duda será la clave para señalar que estamos ante un estado de relajación hipnótica superficial.

Masaje californiano

Se trata de un masaje suave y armónico que combina movimientos largos y envolventes con estiramientos y balanceos. Es un masaje que libera el estrés y la tensión física. Su trabajo radica en aumentar la sensibilidad y la conciencia cuerpomente. La diferencia con otros tipos de masajes es que el masaje californiano trabaja desde una visión holística para aliviar zonas afectadas del cuerpo humano, ya que su enfoque se sitúa en el aspecto psicofísico y emocional de la persona, en su existencia y su esencia, tratando el cuerpo como una unidad de energía en constante movimiento.

Este masaje incide de forma eficaz sobre el sistema parasimpático, ya que estimula la liberación de acetilcolina, que es el neurotransmisor de todas las terminaciones nerviosas del sistema nervioso vegetativo. Por todo ello, ayuda a neutralizar los efectos del estrés fisiológico y emocional. El sistema nervioso vegetativo regula los estados de calma, reposo y de la apertura de sentimientos positivos. Todo esto sucede en parte gracias a la secreción de endorfinas, hormonas que actúan como una especie de morfina y alientan esa atmósfera de calidez, ternura y protección que podemos sentir en circunstancias íntimas. Las endorfinas nos animan a aproximarnos a los demás, ofrecerles apoyo y bienestar.

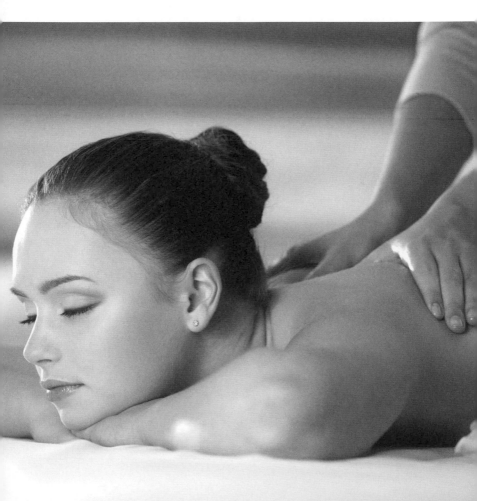

Un masaje californiano puede tener una duración entre una y dos horas. El receptor se sitúa boca abajo y el terapeuta aplica los movimientos largos y ligeros con ambas manos. Mientras la respiración del receptor va disminuyendo, el terapeuta aplica aceites aromáticos desde el cuello hasta las extremidades inferiores, en especial en aquellas zonas donde se localicen nudos o puntos de tensión. Es importante que el terapeuta realice el masaje en silencio, escuchando cada reacción del cuerpo de la persona que se somete al masaje, de manera que pueda llevar de una manera consciente al receptor a un estado profundo de relajación.

Para recibir un masaje californiano es recomendable tomar previamente una ducha de agua caliente, lo que ayudará a relajar los músculos. Los masajes californianos son muy relajantes y ayudan a disminuir la tensión arterial y a combatir cualquier enfermedad relacionada con el estrés. También ayuda a aumentar el flujo sanguíneo y la circulación en general.

Beneficios del masaje californiano

- Reduce el estrés y promueve la relajación.
- Alivia la tensión muscular y el dolor de las articulaciones.
- Relaja espasmos musculares y calambres.
- Aumenta la circulación sanguínea, por lo tanto, la cantidad de oxígeno y nutrientes que llegan a las células.
- Colabora para estabilizar las hormonas, aplacando ansiedades y depresiones.
- Ejercita la respiración profunda.
- Estimula los sentidos.
- En las mujeres: ayuda y acompaña el proceso de embarazo, parto y posparto.

Rebirthing

El *rebirthing* o renacimiento es un proceso de transformación personal y crecimiento interior basado en la respiración plena y en la consciencia del pensamiento creativo. Inventada por Leonard Orr en Estados Unidos en la década de los años sesenta, esta técnica busca recrear el pasado hasta el momento del nacimiento o incluso de la concepción, buscando cualquier vivencia que se haya tenido. La respiración, en ese sentido, ayuda a tomar consciencia del poder del pensamiento. Según la filosofía de esta técnica, la respiración es vida y cualquier pensamiento negativo inhibe la respiración.

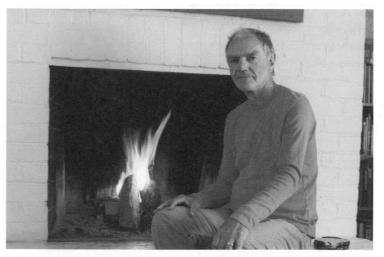

La técnica de la respiración es una herramienta muy útil para activar o energizar el cuerpo. También sirve para limpiar el cuerpo de toxinas, para liberarse de las emociones contenidas o reprimidas y para corregir creencias y pensamientos negativos o desvitalizantes.

El cuerpo conserva memorias emocionales que pueden tratar de hacerse recordar. Así, se persigue sacar a la luz aquellos hechos pasados que pueden haber causado dolor y que permanecen escondidos en el subconsciente. Una sesión de *rebirthing* puede durar entre una y tres horas. La persona se tumba en posición decúbito supino y trata de alcanzar una respiración circular fluida. En ese momento, se entra en un estado de relajación en la que se liberan bloqueos y tensiones. El terapeuta debe tratar de que la persona no quede atrapada por la espiral de la emoción, ya que el objetivo no es revivir el dolor sino identificarlo, aceptarlo y superarlo.

Beneficios del *rebirthing*

- Mejora las relaciones personales y la comunicación.
- Mejora la autoestima.
- Lucha contra el desequilibrio mental.
- Mejora el rendimiento físico.
- Relaja las tensiones, desintoxica, nutre y revitaliza el cuerpo.
- Potencia la concentración y la memoria.
- Baja el nivel de estrés.
- Mejora estados de pesimismo, tristeza, culpa o depresión.
- Aumenta la claridad mental y la creatividad.
- Lucha contra los miedos, fobias o ataques de pánico.
- Es beneficioso contra problemas respiratorios o dolores en general.

Hay varias escuelas de *rebirthing*. La creada por Leonard Orr es una de las más espirituales, ya que le otorga mucha importancia en la energía divina, el karma y dios como fuente principal. Otras corrientes dan mayor énfasis a los procesos emocionales y psicológicos del proceso y a la superación de los traumas físicos y emocionales.

Cuando se aprende a tomar conciencia de la propia respiración, el individuo se encuentra con las creencias negativas que, traídas a la memoria, se pueden trabajar y aprender de ellas creencias positivas. Con el "renacimiento", el individuo deja de reprimirse y propicia un equilibrio que le lleva a la purificación en los ámbitos físico, mental y emocional.

El trabajo de *rebirthing* se realiza normalmente en un ciclo de diez sesiones, de unas dos horas de duración cada una de ellas. Aprender a respirar puede durar una sesión de una hora y el resto del tiempo se trabaja con el material aflorado a la conciencia, indicando ejercicios, lecturas o actividades apropiadas.

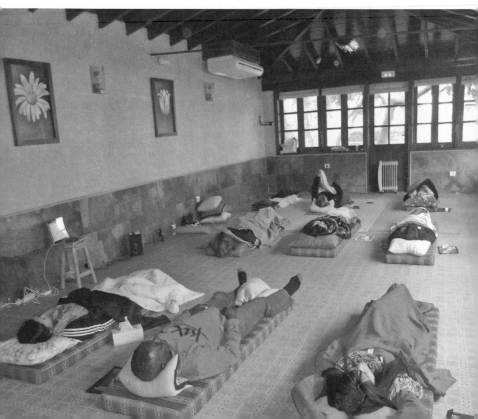

Técnicas y ejercicios de *rebirthing*

- Afirmaciones (frases en presente y en positivo) sobre lo que se desea desde ahora. En cambio, lo que no agrada surgirá como una respuesta emocional que descartaremos de inmediato.

- Visualizaciones guiadas escogidas según la problemática del cliente (ejercicios de reflexión e imaginación para impulsar los cambios deseados).

- Perdón: a sí mismo, a los padres, y a las figuras con las que se han tenido dificultades (frases en presente y positivo sobre aspectos por los que nos hemos culpado o culpado a otros).

Meditación

La meditación es una práctica en donde la intención es alcanzar un estado profundo de conciencia. Aprender a relajar la mente, a dejar pasar los pensamientos condicionados, y liberarse hasta que la mente quede concentrada.

Lo primero que hay que hacer es buscar un entorno tranquilo y silencioso, un lugar en el que nadie pueda interrumpir durante un buen rato. Es importante evitar cualquier distracción externa, elegir una música suave que no desconcentre o bien oír el sonido del agua como discurre. El espacio tiene que ser armonioso, lejos de ruidos estridentes. Muchas personas escogen la meditación al aire libre, en un bosque, junto a un río, siempre deben ser lugares poco transitados y tranquilos.

La ropa debe ser cómoda y la meditación debe hacerse sin

zapatos ni calcetines que opriman la circulación. Tampoco es recomendable llevar puestos cinturones ni ropa interior demasiado ajustada.

Antes de empezar conviene decidir el tiempo que se empleará en la meditación. Una sesión de veinte minutos diarios puede ser más que suficiente para alcanzar un alto grado de relajación. Eso sí, es conveniente realizarla cada día a la misma hora y que no haya motivos superficiales para postergarla. Es bueno olvidarse del reloj por unos momentos aunque se puede programar una alarma suave para finalizar la práctica.

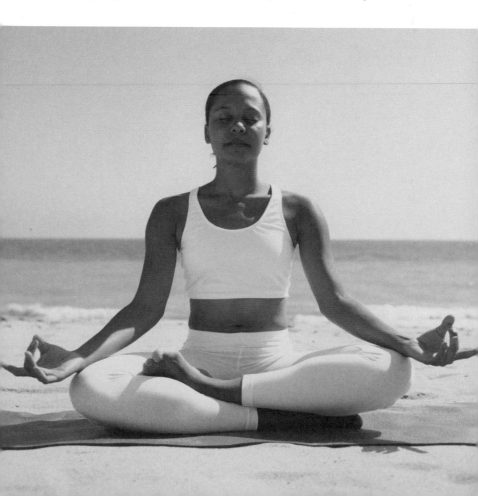

Muchas personas realizan estiramientos para minimizar la tensión antes de comenzar. Unos estiramientos ligeros ayudarán a relajarse y a preparar la mente para la meditación. Además, evitarán concentrarse en algún punto de dolor en lugar de despejar la mente. Importante realizar estiramientos de cuello y hombros en aquellas personas que pasan muchas horas frente al ordenador. Estirar bien las piernas, especialmente en la zona de los muslos.

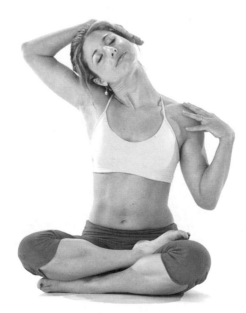

La posición debe ser cómoda en todo momento. No hay que forzar posturas que puedan causar algún perjuicio muscular. Generalmente la posición preferida es sentarse sobre un cojín en la postura del loto o medio loto. Esta postura tiende a doblar la espalda baja y evita que haya un balance en el torso por la parte de la columna. También puede uno sentarse sin cruzar las piernas, sobre un cojín o una silla. La pelvis deberá estar lo suficientemente inclinada hacia adelante para que la columna esté centrada sobre las dos zonas óseas de tus glúteos. En cualquier caso lo esencial estar cómodo, relajado y con el torso balanceado para que la columna soporte todo el peso desde la cintura.

Con la pelvis hacia delante, colocar las vértebras de la columna de forma que descansen una sobre otra y soporten todo el peso del torso, cuello y cabeza. Si se siente la tensión, relajar esa zona. La posición de las manos consiste en colocarlas sobre el regazo, con las palmas hacia arriba y luego situar la mano derecha encima de la cabeza.

La meditación puede hacerse con los ojos abiertos o cerrados, aunque la mayoría de gente prefiere cerrarlos. Esto bloquea cualquier estímulo externo y evitar distracciones.

La práctica de la meditación

Para empezar hay que elegir un punto sobre el cuerpo, concentrarse en él y enfocar ese punto con la mente. A partir de ahí concentrarse en la respiración, siendo consciente de ella en todo momento. Hay personas que consiguen abstraerse colocando una moneda sobre el punto del cuerpo sobre el que se desea concentrar la mente y viendo cómo la respiración hace mover la moneda hacia arriba y hacia abajo.

El objetivo es concentrarse en la respiración e intentar no pensar en nada más, eliminando todo pensamiento.

La meditación con repetición de un mantra (un sonido, una palabra, la sílaba "om") puede ayudar a crear un silencio en la mente y permitir entrar en un estado de meditación profunda.

Algunos mantras incluyen la palabra "paz", otros la palabra "tranquilidad" y otros el término "calma". Un mantra no es más que un instrumento de la mente que crea una serie de vibraciones que permiten desconectarse de los pensamientos y entrar en un estado profundo de conciencia.

De forma similar al mantra, la persona también puede utilizar un objeto visual simple para llenar su mente y alcanzar un nivel de conciencia más profundo. Esta es una forma de meditación con los ojos abiertos que mucha gente considera más sencilla cuando encuentran algo en qué enfocar la mirada. El objeto puede ser una vela, un jarrón de cristal, o una imagen de Buda. Eso sí, el objeto debe estar a la altura de los ojos, de manera que no haya que forzar posturas incómodas para llevar la vista hasta él. Observar el objeto hasta que la visión periférica comience a atenuarse y el objeto absorba toda la visión. Una vez concentrado en el objeto se llega a una sensación de profunda serenidad.

Muchas personas son capaces de meditar en cualquier lugar, son capaces de abstraerse debido a su práctica y su experiencia en la meditación. Para conseguir esto sólo hay que crear un lugar tranquilo en la mente y explotarlos hasta llegar a un estado de completa calma. El lugar visualizado puede ser cálido, una playa de arena fina, un bosque de árboles centenarios, un prado verde, o una habitación con una chimenea encendida. La visualización de ese espacio puede ir acompañada de sonidos y aromas refrescantes.

Hay otro método de meditación que consiste en enfocarse una parte del cuerpo individualmente y relajarla de forma consciente. Esta es una técnica sencilla que permite relajar la mente mientras se relaja el cuerpo. Cierre los ojos y elija un punto inicial del cuerpo, pueden ser los dedos de las manos o de los pies, por ejemplo. A continuación concentrarse en la sensación que se perciba en los dedos y tratar de relajarlos al máximo. Luego hay que tratar de que esa misma sensación de relajación se traslade hacia otras partes del cuerpo: las muñecas, los brazos, los hombros, el pecho, el estómago, etc… Una vez completada la relajación de cada parte del cuerpo, concentrarse en él como si fuera un todo, y disfrutar de la sensación de calma y relajación logradas. Enfocar la mente en la respiración y concluir la meditación.

La meditación del chakra del corazón consiste en ponerse en contacto con los sentimientos personales y enviarlos al mundo. No en vano el chakra del corazón se localiza en el centro del pecho y se relaciona directamente con el amor, la compasión, la paz y la aceptación.

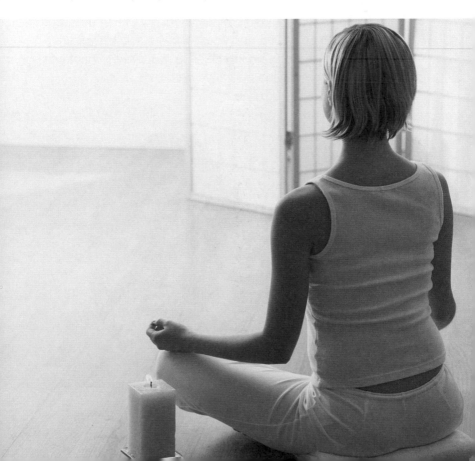

❖ Cierre los ojos y frote las palmas de las manos, una contra otra para conseguir energía para iniciar la meditación. Coloque la mano derecha sobre el centro del pecho y la mano izquierda encima.

❖ Respire profundamente y espire profundamente recitando la sílaba "yum", que es la vibración relacionada con el chakra del corazón. Imagine que su pecho irradia una energía verde vibrante en la palma de las manos. La energía verde es el amor, la vida y todas las emociones positivas que se puedan sentir en ese momento. Aleje las manos del pecho y deje que la energía se libere de las palmas de las manos, enviando todo el amor posible a los seres estimados y al mundo. Centrar su atención en ese campo energético no solo le ayudará a anclarse en el presente, sino también le ayudará a conectarse con su ser y el río de vida que fluye dentro de usted.

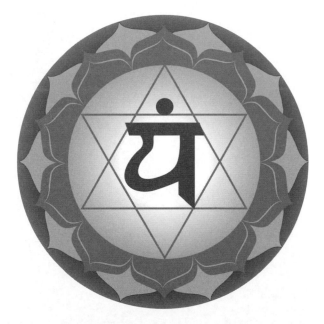

Beneficios de la meditación

- Mejora el ciclo vital y alivia el insomnio.
- Aumenta la producción de serotonina, lo cual regula los estados de ánimo.
- Reduce los niveles de estrés.
- Alivia dolores de cabeza y migrañas.
- Aumenta la capacidad de concentración.
- Desarrolla la creatividad y la intuición.
- Mejora la comunicación entre los dos hemisferios del cerebro.
- Disminuye las reacciones violentas.
- Ayuda en casos de adicción.
- Promueve la paz interior.
- Alivia casos de depresión.
- Promueve la compasión y empatía.
- Fortalece el sistema inmunitario.
- Regula las hormonas.
- Desarrolla la capacidad intelectual.
- Aumenta la relajación muscular.

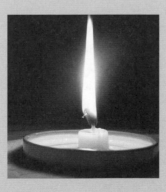

Yoga Nidra

El Yoga Nidra es una poderosa técnica que sirve para aprender a relajarse de una manera consciente. El estado de relajación se alcanza cuando la conciencia se separa de la experiencia anterior y del sueño. Se trata de una importante técnica de meditación y relajación profunda desarrollada por Swami Satyananda Saraswati para inducir a la completa relajación física, mental y emocional. Es un estado de sueño con plena lucidez, donde la persona se encuentra en el límite entre estar dormido y estar despierto, es una forma de percepción interior y contacto directo con la subconciencia y la Conciencia Superior.

Yoga Nidra es conocido también como "sueño consciente". En ese estado la mente permanece en la frontera entre la vigilia y el sueño pero sin asociarse con ninguno de ellos en concreto. La consciencia se dirige hacia el exterior a través de los sentidos, mostrándose muy receptiva y conectando con las dimensiones del subconsciente y el inconsciente, permitiendo manifestarse el potencial que permanece en esos niveles profundos de la mente.

Como cualquier otra terapia, es conveniente practicarla a la misma hora todos los días, por la mañana temprano, cuando la mente está fresca y receptiva o bien antes de acostarse para inducir el cuerpo a un sueño profundo y reparador.

Algunas personas pueden sucumbir a una fuerte reacción emocional, en forma de traumas, recuerdos dolorosos, complejos o cualquier aspecto negativo del pasado sin resolver que se encuentran en estado latente en las capas profundas de la mente.

Esta técnica favorece la relajación, hace que baje la tensión arterial y el pulso sanguíneo.

La práctica del Yoga Nidra

La práctica del Yoga Nidra debe realizarse en una habitación ventilada, con una temperatura agradable y con alguna barrita de incienso que deje una buena sensación en el ambiente.

La persona se tumba de espaldas, sobre una colchoneta, llevando ropa cómoda, amplia. Los brazos deben estar separados y las palmas de las manos hacia arriba. Las piernas deben separarse y la espalda debe descansar sobre el cuerpo, especialmente bien apoyada en la zona lumbar. Esta postura facilita la profundización de la consciencia.

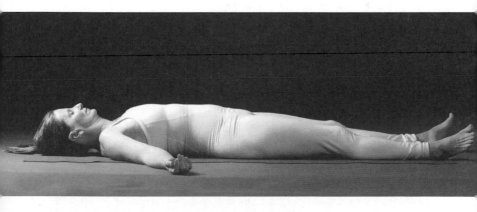

Beneficios del Yoga Nidra

- Reducción del ritmo de las ondas cerebrales.
- Aumento de la producción de endorfinas.
- Inhibición de la producción de los inmunodepresores noradrenalina y cortisol, hormonas del estrés.
- Descenso de los niveles de estrés, depresiones, ansiedad, insomnio, cefalea, fibromialgia, fatiga crónica, hipertensión.

- Equilibrio del sistema nervioso.
- Incremento de la capacidad de aprendizaje, la memoria, la intuición, la creatividad y la percepción más sutil.
- Manifestación de nuestro potencial interno y recursos naturales.
- Reprogramación mental, proposición de objetivos.
- Lucidez para afrontar situaciones conflictivas.
- Armonización integral y masaje celular sutil y profundo.

Sankalpa es una de las partes más importantes del Yoga Nidra, es la resolución que se repite en forma de frase al principio y al final de cada experiencia. Es un deseo, un acto de voluntad que puede modificar nuestra conducta, corregir malos hábitos o lograr un objetivo en la vida. Los practicantes del yoga creen que esta resolución, repetida en estado de relajación, es una orden que la mente consciente da a la mente subconsciente, que en estos momentos está muy receptiva, para que luego se manifieste a nivel consciente aportando cambios en la personalidad y en la vida.

Según Swami Bhaktimurti Saraswati, Sankalpa da lugar "a un estado dinámico de la conciencia, más allá de las distracciones de los canales sensoriales, y cuando la mente se disocia de las distracciones y las perturbaciones de los sentidos se convierte en muy poderoso. Esto nos pone en contacto con nuestra personalidad psíquica, que es responsable de todo lo que pensamos y hacemos, y con este conocimiento, podemos actuar sobre estas ideas en la que creemos."

El verdadero propósito del Sankalpa es influir y transformar todo el patrón de vida para que nos influya a nivel físico, emocional, mental, y espiritual, por eso, si sólo nos ceñimos a un aspecto de nuestra personalidad, como erradicar malos hábitos, o logros materiales, lo estamos limitando, pero si formulamos un Sankalpa que nos influya en toda nuestra naturaleza, nos ayudará a despertar el potencial interno, y todos los demás aspectos de nuestra vida también se transformarán.

Ejemplos de Sankalpa

- Mejoro cada día en todos los aspectos.
- Tengo confianza y seguridad en mí mismo.
- Tengo armonía física y mental.
- Despierto la capacidad natural de ilusión por las cosas.
- Despierto mi potencial espiritual.

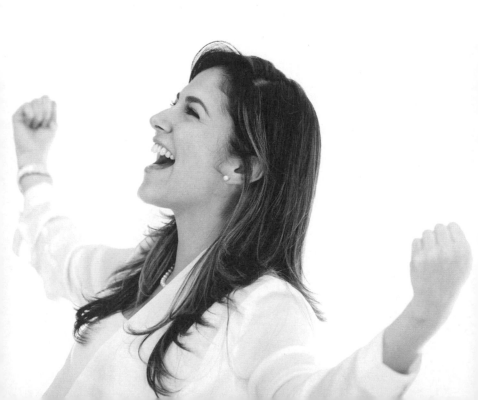

Control de la respiración

La respiración es el soplo vital que activa el organismo. Gracias a la respiración recibimos el oxígeno necesario para vivir: las funciones celulares se activan y la vida fluye en el organismo.

Los ejercicios respiratorios favorecen la relajación y resultan muy útiles para eliminar pautas inapropiadas. La respiración activa el autocontrol emocional. Es importante aprender a respirar bien para obtener el aporte de oxígeno necesario para las funciones celulares.

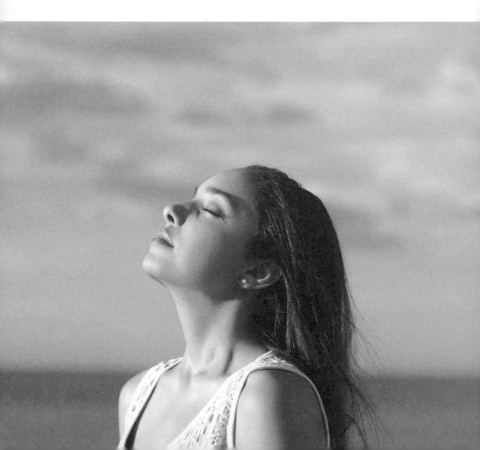

El entrenamiento en respiración es uno de los procedimientos en los que se basan numerosos métodos de autocontrol emocional, tales como la meditación, el yoga, o las propias técnicas de relajación.

Los músculos implicados en la respiración son el diafragma, los escalenos, los intercostales, el serrato mayor, los pectorales, el recto mayor, los oblicuos mayor y menor y los transversos del abdomen. En la inspiración la caja torácica aumenta el volumen por ensanchamiento en dirección vertical, en dirección costal y en dirección transversal.

En estado normal una persona respira entre 16 y 18 veces por minuto. Cuando el cuerpo está relajado, la frecuencia respiratoria puede bajar a 10 veces, pero en cambio si la persona está nerviosa la frecuencia puede llegar a subir hasta 30 veces. Es evidente pues, que existe una clara relación entre respiración y relajación o estrés.

Un buen control de la respiración actúa de forma sistémica, equilibrando la situación que ha provocado nervios o estrés. Más adelante se exponen los distintos tipos de respiración y algunos ejercicios para su control.

Control de la inspiración y la espiración

Durante la inspiración el aire penetra en los pulmones; el diafragma se contrae, se aplana y hace aumentar el volumen de la cavidad torácica en la que están suspendidos. Además, los músculos intercostales se contraen y provocan el movimiento de los extremos anteriores de las costillas hacia arriba y hacia fuera de forma simultánea, lo que aumenta aún más el tamaño de la cavidad torácica. Esto permite que los pulmones se expandan y queden llenos de aire.

Durante la espiración o salida del aire rico en dióxido de carbono, los músculos intercostales se relajan y las costillas vuelven a su posición, a la vez que el diafragma recupera su forma de cúpula; ambos factores provocan la disminución del volumen de la cavidad torácica lo que origina la contracción de los pulmones que expulsan el aire al exterior.

❖ Respire conscientemente de una forma más profunda de lo habitual, sin brusquedad. Fíjese con atención dónde percibe que tiene más aire, más "espacio libre".

❖ La espiración puede ayudarle a transmitir una sensación de pasividad, al contrario que la inspiración. Una liberación, una relajación total y profunda es el resultado de una espiración prolongada y honda.

Pranayama

El Pranayama abarca un conjunto de técnicas respiratorias que mejoran la captación del oxígeno y eliminan el dióxido de carbono, incrementando la energía vital, limpian los canales energéticos (nadhis y chakras) y estimulan la circulación pránica. Además, proporcionan calma mental pudiendo alcanzar niveles de conciencia más profundos. Sus efectos crean un equilibrio entre el cuerpo físico, la mente y la energía vital. Su regularización equilibra el prana –o energía vital- y ésta, una vez serenada, calma la mente, lo que resulta fundamental para la práctica de la meditación. Cuando a esta práctica se le complementan los bandhas –que son llaves energéticas- y mudras –o gestos psíquicos-, los efectos se refuerzan.

La respiración se produce mediante el movimiento de los pulmones, por lo que el primer paso es aprender a controlar sus movimientos, para así poder sentir cualquier actividad respiratoria. El Pranyama comienza con el control adecuado del diafragma y de los músculos respiratorios.

El proceso respiratorio consta de cuatro fases, las cuales se realizan con determinados ritmos:

❖ **Puraka:** es la inhalación, produce una sensación de plenitud y afirmación de uno mismo.

❖ **Antar Kumbaka:** retención de la respiración con los pulmones llenos de aire, en esta fase se produce la asimilación del prana y la concentración se vuelve más profunda.

❖ **Rechaka:** es la exhalación, a través de la cual el cuerpo se libera de las toxinas. Genera relajación.

❖ **Bahir Kumbaka:** es la retención de la respiración con los pulmones vacíos. Se produce una sensación de equilibrio y serenidad. En esa fase puede cesar la actividad del pensamiento, lo cual permite dar un salto más allá de la mente.

❖ **Kevala Kumbaka:** este tipo de retención pertenece a un nivel más avanzado. Sucede espontáneamente durante la práctica de la meditación. Se produce cuando la presión interior de los pulmones se iguala a la presión atmosférica, en ese momento los pulmones se inmovilizan. Se experimenta una total paz interior que permite trascender la mente. La retención y el ritmo son los aspectos esenciales del Pranayama y se estima que su práctica regular despierta el potencial dormido del cerebro.

¿Cómo realizar la respiración Pranayama Nadi Shodhan o de fosas alternadas?

❖ Sentarse cómodamente con la columna recta y los hombros relajados.

❖ Colocar la mano izquierda en la rodilla izquierda, las palmas abiertas hacia el cielo o en Chin Mudra (pulgar e índice se tocan suavemente en las puntas).

❖ Colocar la punta del dedo índice y del dedo del medio de la mano derecha entre las cejas, el dedo anular y el meñique en la fosa nasal izquierda, y el pulgar, en la fosa nasal derecha. Utilizar el anular y el meñique para abrir o cerrar la fosa nasal izquierda y lo mismo con el pulgar para la fosa nasal derecha.

❖ Presionar el pulgar sobre la fosa nasal derecha y exhalar suavemente a través de la fosa nasal izquierda.

❖ Respirar desde la fosa nasal izquierda y luego presionar suavemente la misma con el anular y el meñique. Retirando el pulgar derecho de la fosa nasal derecha exhalar desde la derecha.

❖ Inhalar desde la fosa nasal derecha y exhalar desde la izquierda. De esta manera, se completa una ronda completa del Pranayama Nadi Shodhan. Continuar inhalando y exhalando desde las fosas alternadas.

❖ Completar nueve veces el ejercicio alternando la respiración desde ambas fosas. Después de cada exhalación, respirar por la misma fosa nasal por la cual se exhaló. Mantener los ojos cerrados a lo largo del ejercicio y continuar tomando respiraciones largas, profundas, suaves, sin hacer ningún esfuerzo ni forzar.

❖ El Pranayama Nadi Shodhan ayuda a relajar la mente y la prepara para entrar a un estado meditativo. Es muy positivo hacer una corta meditación después de realizar Nadi Shodhan.

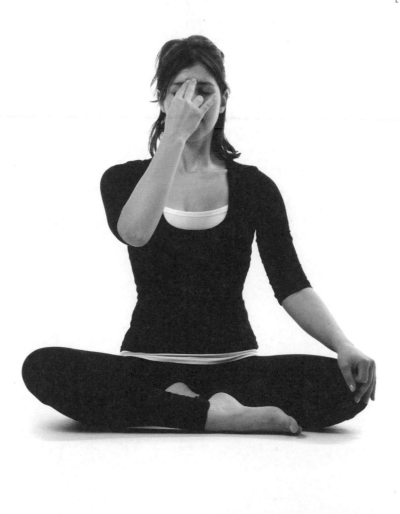

Beneficios del Pranayama

- Es una excelente técnica de respiración para calmar y centrar la mente. Nuestra mente tiene una tendencia a seguir glorificando el pasado y se vuelve ansiosa acerca del futuro. El Pranayama ayuda a traer la mente hacia el momento presente.
- Trabaja terapéuticamente en la mayoría de los problemas circulatorios y respiratorios.
- Libera el estrés acumulado en la mente y el cuerpo de forma efectiva y los relaja.
- Ayuda a armonizar los hemisferios derecho e izquierdo del cerebro, los cuales corresponden a los lados lógico y emocional de nuestra personalidad.
- Ayuda a purificar y balancear los nadis, los canales de energía sutil, por lo tanto, asegura el flujo suave del prana (fuerza vital) a través del cuerpo.
- Mantiene la temperatura del cuerpo constante.

Biofeedback

Esta terapia, conocida también como retroalimentación, es un proceso mediante el cual cualquier persona aprende a influir sobre los procesos involuntarios de su cuerpo gracias a la información que recibe mediante algún tipo de aparato electrónico que monitoriza parámetros fisiológicos como la temperatura, el tono muscular, las ondas cerebrales o la propia respiración.

El entrenamiento de *biofeedback* familiariza el organismo con la actividad en diversos sistemas de nuestro cuerpo y de esta forma se puede aprender a controlar esta actividad para disminuir la tensión y para mejorar la salud.

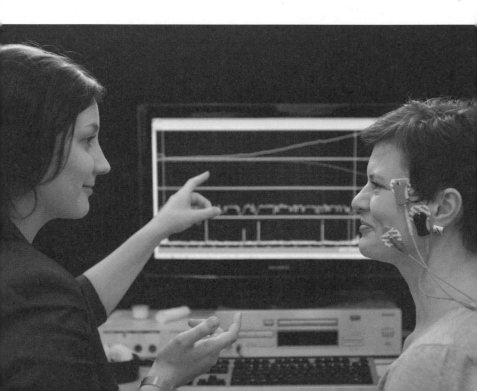

Entrenamiento autógeno

El entrenamiento autógeno es una técnica que creó el psiquiatra Johannes Schultz en los años treinta que tiene el objetivo
de entrar en un estado de meditación y relajación a través de
la toma de conciencia corporal de la persona. Por su filosofía,
está más próximo a las técnicas de meditación que a las de
sugestión o hipnosis.

El entrenamiento autógeno parte de la idea de que cualquier estado de fatiga o de ansiedad se acompaña y produce
contracciones musculares. Si se relaja el organismo, se produce una desconexión general y los síntomas tienden a desaparecer. Este método permite relajarse progresivamente y
suprimir las tensiones inútiles desde el interior del organismo.

Johannes Schultz propone una serie de ejercicios que per-

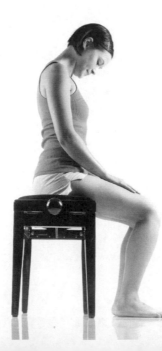

miten desarrollar una armonía psicosomática, esto es, equilibrios físicos y tomas de conciencia de los problemas psicológicos.

La personalidad de Johannes Schultz

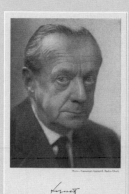

Johannes Heinrich Schultz nació en Gotinga el 20 de junio de 1884. Estudió medicina entre 1902 y 1909 en Lausana (Suiza), Breslavia (Polonia) y Gotinga. En esta última ciudad se doctoró en medicina en 1907 y conoció al filósofo y psiquiatra Karl Jaspers. En los años 1910 estudió los trabajos de los neurólogos Korbinian Brodmann y Oskar Vogt, y se interesó por la hipnosis. En 1911 conoció a Sigmund Freud. En 1913 comenzó a trabajar en la clínica de Otto Binswanger en Jena.

Durante la Primera Guerra Mundial fue médico militar en Prusia Oriental, y conoció al psicoanalista Karl Abraham. En 1927, Schultz presentó el entrenamiento autógeno. Aunque su método está inspirado en las técnicas de autosugestión del psicólogo francés Émile Coué de Châtaigneraie, está más relacionado con la meditación y con el yoga. En 1932, Schultz dio a conocer su técnica en su libro más conocido, *Terapia autógena*. En la actualidad, el entrenamiento autógeno se aplica al tratamiento del estrés y de trastornos psicosomáticos, de ansiedad y de personalidad.

Johannes Heinrich Schultz murió en Berlín el 19 de septiembre de 1970.

Como en la mayoría de las técnicas de relajación, son necesarias unas condiciones mínimas para abordar los ejercicios con garantías. Por ejemplo un aula tranquila, luz tenue, una temperatura confortable para favorecer la relajación y ropa amplia y cómoda para favorecer el proceso de interiorización. Se puede realizar el ejercicio que se detalla a continuación desde una posición sentada en una silla o bien tendido boca abajo en una camilla.

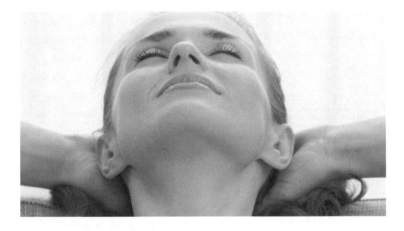

El ejercicio en cuestión consiste en experimentar la gravedad. La persona repite la frase: "mi brazo derecho pesa mucho" y sigue con las otras partes de su cuerpo "mi brazo izquierdo pesa mucho", "mi cabeza pesa mucho", etc., etc., comunicando esta sensación a todo su cuerpo. De esta manera el individuo siente la experiencia de la relajación y la sensación de gravedad, concentrando la actividad mental, de una manera inconsciente, en regular la función vasodilatadora.

Entonces es el momento de tomar conciencia también de los latidos del corazón y repetir la fórmula: "mi corazón late tranquila y correctamente". Lo mismo sucede con la respiración: el sujeto se abandona al vaivén de la respiración automática.

El entrenamiento autógeno mejora la capacidad de concentración, la memoria, el aprendizaje, la facilidad de recuperación de sueño profundo, disminuye la tensión y las emociones perturbadoras.

Relajación muscular progresiva de Jacobson

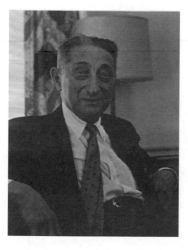

La relajación muscular progresiva es una técnica de tratamiento del control de la activación desarrollada por el médico estadounidense Edmund Jacobson en los primeros años veinte.

Jacobson pensaba que la ansiedad podía reducirse si se relajaba la tensión muscular. Descubrió que, tensando y relajando sistemáticamente varios grupos de músculos y aprendiendo a atender y a discriminar las sensaciones resultantes de la tensión y la relajación, una persona podía eliminar, casi completamente, las contracciones musculares y experimentar una sensación de relajación profunda. La culminación de los estudios fue el libro *Relajación Progresiva* (1938), una descripción teórica de su teoría y procedimientos. Cuatro años antes se había escrito

Tú debes relajarte como una versión para no profesionales del mismo material. Desde 1936 hasta los años sesenta, Jacobson continuó sus investigaciones en el Laboratorio de Fisiología Clínica de Chicago. Desde 1962, el procedimiento básico de relajación incluyó quince grupos de músculos. Cada grupo era tratado en sesiones que iban de una a nueve horas diarias, antes de continuar con el grupo siguiente, con un total de 56 sesiones de entrenamiento sistemático.

La persona concentrada en su propio cuerpo observa los puntos precisos de tensiones musculares. A medida que se realiza el aprendizaje, el sujeto es capaz de eliminar las tensiones musculares y de hacer frente al estrés originado por las situaciones difíciles, ya que el estrés, para Jacobson, se acompaña siempre de contracciones musculares.

Una de las primeras observaciones de Jacobson fue que, cuando el sujeto se encuentra más tenso, más se sobresalta a la menor señal sonora. En cambio, la persona relajada reacciona ante el ruido sin el menor aspaviento. Jacobson propone una acción que influya sobre la hipertonicidad neuromuscular.

La persona debe prepararse para esta relajación buscando un lugar tranquilo, una temperatura agradable y una posición corporal cómoda. Las tres etapas de la relajación comprenden:

❖ El reconocimiento o identificación de una contracción para proceder después a la relajación muscular. Esta toma de conciencia se efectúa en todas las partes del cuerpo incluyendo los ojos y el aparato auditivo, ya que para disminuir la actividad mental hace falta alcanzar una relajación progresiva de los músculos oculares y del aparato auditivo.

❖ Saber relajar ciertos músculos mientras otros permanecen en actividad.

❖ Toma de conciencia de las tensiones musculares relacionadas con una preocupación afectiva o emocional. Al distender los músculos, inmediatamente se relaja la mente.

Reducción del estrés basada en el *mindfulness*

Mindfulness puede describirse como la capacidad de estar plenamente presente en el aquí y ahora. Prestar atención a la constante actividad de la mente puede brindar informaciones muy valiosas.

Esta forma de dirigir la atención se caracteriza por ser intencional, se focaliza en la experiencia presente y por aceptar las experiencias evitando establecer juicios de valor.

El entrenamiento consiste en observar cuidadosamente los fenómenos que entran en el campo de atención de la persona sin juzgarlos ni etiquetarlos. Esta manera de observar y estar presentes con la experiencia se realiza, primero durante las prácticas meditativas y luego en todas las actividades de la vida cotidiana. Sirve para desactivar los patrones mentales que se encuentran en la base del malestar de cualquier ser humano.

Para descubrir nuestra capacidad de reducir y manejar el estrés, necesitamos poner en marcha nuestras habilidades innatas y utilizarlas en situaciones que superan nuestros recursos. Para esto se requiere que estemos presentes. Sólo cuando estamos en el presente podemos optimizar nuestra capacidad de:

❖ Recuperar el balance mente-cuerpo, que permite parar, detenerse, observar.

❖ Encontrar espacios de quietud, autorregulación y auto-cuidado.

❖ Ser capaces de reaccionar ante la amplia variedad de demandas.

❖ Estar enteramente atentos en el aquí y ahora, enriqueciendo las relaciones, la conexión, la escucha y el aprendizaje a través de nuestra propia experiencia.

❖ Observar nuestros hábitos como generadores del estrés/sufrimiento.

❖ Trabajar sobre los condicionamientos y modos de pensamiento rígidos a través de una atención no reactiva.

❖ Reconocer claramente el estrés.

❖ Ser concientes de la interacción mente-cuerpo y su influencia en los procesos de salud/enfermedad.

❖ Reconocer los estilos de comunicación que obstaculizan o abren nuevas vías de diálogo.

❖ Desarrollar la empatía.

❖ Mejorar la forma en que manejamos las emociones ante situaciones complejas.

Para entrenar la mente en estos aspectos es necesario aprender a focalizarla en un objeto particular, por ejemplo en la respiración, en un mantra, en la llama de una vela, etc., y evitar otras distracciones. La meditación también puede servir para la disección de nosotros mismos, de nuestras experiencias y la comprensión de cómo se genera nuestro conciente y nuestra experiencia.

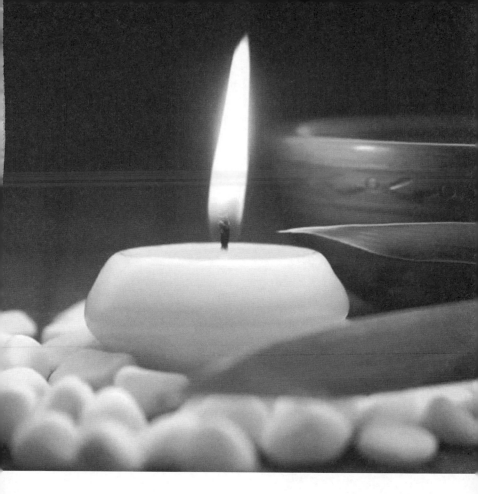

Visualización de imágenes mentales agradables

Las técnicas de visualización consisten en imaginar situaciones que se desean vivir y proyectarse al futuro para vivir mejor el presente. Así, estas técnicas permiten que la persona llegue a un mayor nivel de calma reduciendo los niveles de estrés, ansiedad o ira. No en vano, la relajación física está íntimamente ligada con la alegría, la calma y el bienestar personal del individuo.

Lucile Favre

El propósito de la visualización es reprogramar las actitudes mentales de un individuo y así capacitarlo para efectuar cambios positivos en su mentalidad y su conducta habituales. La visualización se practica con diferentes finalidades, como por ejemplo desarrollar relaciones más armoniosas o ganar seguridad en situaciones de carácter social.

El ejercicio de visualización es muy fácil de realizar:

❖ Cierre los ojos. Ya se ha alcanzado la visualización.

❖ Visualice una situación en la que le gustaría estar o el logro que desearía alcanzar, una situación que le resulte agradable.

❖ Observe la escena con todos los detalles (colores, luz, sonidos, temperatura) incluyendo las sensaciones que se experimentan (a nivel táctil, olfativo, emocional,...).

❖ Tome el tiempo que necesite y cuando ya tenga la imagen deseada y grabada mentalmente, poco a poco abra los ojos. Ya se ha alcanzado la visualización.

❖ Déle un nombre a esa imagen, una etiqueta que le permita recordar esa visualización.

❖ Evoque ese nombre y esa imagen mental visualizadas anteriormente.

❖ Piense en ella en presente y en positivo, como si deseara que estuviese sucediendo ahora mismo.

3. Los ejercicios prácticos

Ejercicios de preparación

Se trata de una serie de contracciones y relajaciones para preparar el cuerpo. Como norma general, al inspirar se estiran los músculos, mientras que al espirar el cuerpo se relaja. En medio de esta operación, los pulmones se llenan de aire durante varios segundos.

Estiramiento de un lado del cuerpo

Tendido boca arriba, estirar el brazo derecho hacia arriba por encima de la cabeza, alargando los dedos lo máximo posible. Empujar con el talón derecho hacia abajo mientras los pies se hallan en posición perpendicular respecto al suelo y los dedos orientados hacia la cara. Inspirar y estirar todo el costado derecho durante varios segundos. Relajar el cuerpo, espirar poco a poco y notar la elasticidad de los músculos de toda esa zona. Realizar este ejercicio tres veces.

Una vez estirada esta parte del cuerpo hacer la misma operación con el costado izquierdo.

Estiramiento de todo el cuerpo

Estirar los dos brazos a ambos lados de la cabeza y estirar también las piernas mientras se inspira. Con los pulmones llenos de aire intentar un mayor estiramiento, llevando los talones lo más lejos posible. Entrecruzar los dedos de ambas manos y girar las palmas hacia atrás. La parte baja de la espalda correspondiente a las vértebras lumbares deben estar en contacto con el suelo. Espirar y dejar que se relaje toda la musculación. Repetir el ejercicio tres o cuatro veces.

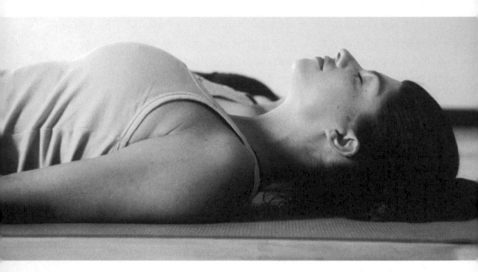

Contracción y relajación

Partiendo de la posición decúbito supino, apretar el puño derecho y levantar el hombro de ese costado hasta casi alcanzar la oreja. Con los pulmones llenos de aire, intentar subir un poco más el hombro mientras se estira el brazo al costado del cuerpo en dirección contraria. Al espirar, dejar de hacer la contracción y relajar la musculación. Ejecutar la misma operación con el brazo y el puño izquierdos al menos tres veces más.

Contraer los glúteos, la parte baja del vientre y los abdominales, metiendo hacia dentro el vientre e inspirando al tiempo. Espirar y relajar la musculación. Realizar este ejercicio unas tres veces.

Desde la misma posición, estirado sobre la colchoneta, inspirar y empujar lo más lejos posible y hacia delante el talón derecho, con los dedos del pie orientados hacia el rostro. Con los pulmones llenos, contraer la pierna y el pie derecho durante seis o siete segundos. Espirar y relajar la musculación.

Para finalizar este ejercicio, contraer todos los músculos del cuerpo antes citados, añadiendo mandíbulas, rostro, ceño, etc., tras una fuerte inspiración, retener el aire en los pulmones varios segundos y espirar hasta que se produzca la relajación.

Relajación natural

A lo largo del día el cuerpo se abandona de una manera natural a la relajación mediante pequeños estiramientos espontáneos.

De pie, estirar los brazos hacia arriba. Doblar los brazos por los codos, apretando los puños. De esta manera, la parte superior de la espalda y los hombros se contraerán automáticamente. Al inspirar, estirar los brazos hacia arriba, contraer los músculos con los pulmones llenos de aire y relajación en el momento de espirar.

La relajación natural también se produce cuando bostezamos. Al abrir la boca, se aspira aire que oxigena nuestros pulmones al tiempo que se relajan los hombros. En efecto, durante la fase de inspiración, se levantan los hombros ligeramente para luego, en la espiración, relajarlos por completo.

Lo mismo se produce en el momento del suspiro: cuando se inspira se ejecuta un movimiento de la caja torácica que abre la zona bajoclavicular y levanta los hombros hacia el cuello. La espiración nasal o bucal sirve para que los hombros se relajen y se estire toda la parte posterior del cuerpo. En esta fase de relajación, las tensiones desaparecen.

También el cuerpo se relaja de una manera natural cuando masajeamos la cara, la frente, la nuca, las mejillas, el cuello, las orejas o los hombros. Estos gestos espontáneos a lo largo del día, durante la jornada de trabajo, ayudan a relajar el cuerpo y aliviarlo de fatigas.

Ejercicios de pie

❖ Apóyese en toda la planta del pie de forma que perciba un alargamiento de todo el cuerpo hasta los dedos. Con los ojos cerrados, sienta dónde se encuentra tenso. Inspire y espire por la nariz lenta y profundamente. Es posible que sienta una ligera sensación de pérdida de equilibrio. Debe llegar a un estado ideal en el que considere que se ha liberado de todas las contracciones musculares.

❖ Partiendo desde la posición recta de pie, dé un paso bastante largo hacia delante con la pierna derecha. Después, inclínese sobre la pierna derecha al inspirar y mueva la columna vertebral y el esternón a la vez hacia delante. Al expulsar el aire, vuelva a la posición inicial. Muévase hacia delante y hacia atrás durante aproximadamente un minuto de forma que en toda la parte superior del cuerpo tenga la sensación de que oscila. El cuerpo no debe forzar el ritmo de la respiración. El resultado final debe ser que la columna vertebral adquiera una mayor sensibilidad y elasticidad.

❖ Abrir las piernas con las rodillas ligeramente dobladas. Levantar los brazos y girar una mano de forma que las puntas de los dedos se toquen. Estirar la parte superior del cuerpo hacia la izquierda al respirar, hacia el centro al espirar, hacia la derecha al volver a inspirar y así sucesivamente. Concéntrese en las sensaciones que experimenta desde la cabeza a los pies tratando de notar cada tensión con exactitud en cada ejercicio y de eliminarla parcialmente. Las tensiones en los músculos y las sensaciones de rigidez en las articulaciones son señal de un esfuerzo innecesario.

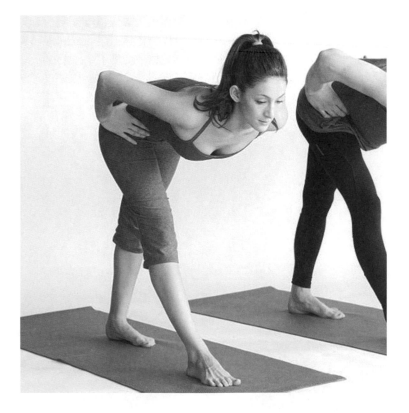

Ejercicios sentado

❖ Sentado sobre una colchoneta o sobre una manta, cruce las piernas de la forma más relajada posible. Sujete las rodillas con las manos, pero sin mantener los dedos en tensión. Inspire y espire tranquilamente por la nariz. Estírese de manera que la parte superior del cuerpo se halle lo más recta posible. Perciba la sensación de un balanceo rítmico, que por sí solo se produce en relación con la respiración y la circulación de la sangre.

❖ Coloque las piernas hacia delante con las rodillas cómodamente dobladas. Puede colocar una manta bajo los huecos de las pantorrillas para crear una atmósfera agradable. La espalda debe permanecer lo más recta posible, no doblarse bajo las costillas sino por la articulación de la cadera.

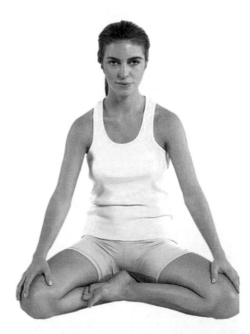

El sentido del tacto

El sentido del tacto es esencial para la comunicación de la persona con su entorno. La piel es un órgano compuesto por varias capas regadas por el sistema sanguíneo y por las que circulan cientos de terminaciones nerviosas que llevan la información de manera continua hacia el interior del organismo, en un viaje de ida y vuelta. La piel es también una película protectora contra las agresiones externas. Tiene como función asegurar la relación del cuerpo con el exterior y transmitir los mensajes sensoriales emitidos por el cerebro.

Conciencia del tacto en un solo lado del cuerpo

Tendido sobre una alfombrilla, en el suelo, prestar atención únicamente a la parte derecha del cuerpo humano. Percibir cómo la cabeza, el hombro, el brazo, la mano el costado, la pierna o el pie derecho toman contacto con el suelo y registrar la sensación que ello produce.

A continuación, repetir la misma operación con el costado izquierdo.

Comparar ambas sensaciones.

Por último, tomar conciencia de ese contacto con ambos lados al tiempo. La atención debe centrarse en el conjunto de puntos de contacto del cuerpo con la alfombrilla sobre la que se realiza el ejercicio.

Mejorar el contacto del cuerpo

La conciencia se desarrolla y concentra en otros puntos de contacto que hasta ese momento habían pasado inadvertidos:

❖ Contacto de la piel con la ropa: Percibir todas aquellas partes del cuerpo que están en contacto con la ropa, muñecas, tobillos, glúteos, etc.

❖ Percibir el contacto de la piel con el ambiente que le rodea, determinar qué sensaciones se producen: frío, calor, humedad, sequedad, etc.

❖ Percibir el contacto del aire inspirado por la nariz con el centro del labio superior.

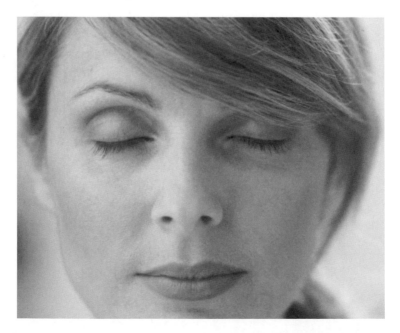

Relajación por la conciencia

Tendido boca arriba, cierre los ojos y haga una larga inspiración seguida de una espiración que relaje el cuerpo naturalmente. Centre su atención en las distintas partes del cuerpo sin necesidad de moverlas y busque la sensación previa que precede al sueño. Tome conciencia de su inmovilidad y prepárese para realizar un viaje interior, despierto y manteniendo atenta la conciencia.

Centre su atención en la mano derecha, luego en la muñeca, el brazo, la axila, todo el costado derecho, el glúteo, la pierna y finalmente el pie.

Haga lo mismo con el lado izquierdo.

A continuación compare ambos lados y recuerde aspectos puntuales como la temperatura, la longitud, el grado de relajación, etc.

Relajación más profunda a través de la conciencia

Centre su atención en el dedo pulgar derecho. Obsérvelo durante unos minutos: la falange, la uña. Luego haga lo mismo con la muñeca derecha y suba por todo el antebrazo hasta llegar al hombro. Desde la axila derecha baje por el costado hasta la cadera. Dirija su atención a la pierna, el muslo, la rodilla, el talón y la planta del pie. Tome conciencia de cada una de las partes mencionadas.

Repita la misma operación con el lado izquierdo.

Centre su atención en la espalda. Primero en la parte superior, luego el omoplato derecho y el izquierdo, el centro de la espalda. Más tarde la espalda entera. Haga lo mismo con su cara: concéntrese en la nariz, el mentón, la frente, y los párpados. Sienta cómo su cuerpo se relaja progresivamente y el sistema nervioso descansa.

Ejercicios tumbado

❖ Túmbese sobre una manta o una colchoneta y permanezca así relajado durante unos minutos. La sensación de soltar los músculos externos surge a partir de una profunda espiración. La relajación puede ser muy rápida o muy lenta, depende de cada persona. Refuerce siempre la sensación de soltar, de relajarse y de espirar.

❖ Túmbese en una posición confortable, de forma parecida a un embrión y deje que en su mente aparezcan imágenes tales como recuerdos de infancia, vivencias que se remonten en el tiempo lo más allá posible. Experimente cómo esa tranquilidad interior tiene un efecto curativo.

❖ Relájese tumbado durante un tiempo. Después, doble las piernas hacia el cuerpo, cójase la rodilla derecha con la mano izquierda y estire las piernas hacia el suelo. Respire de diez a veinte veces tranquilamente y cambie de lado. Al girar las piernas se suele insuflar más aire en los pulmones, consiguiendo un mayor equilibrio y prolongando la vida.

Relajarse mediante la visualización

El estrés puede surgir por culpa de un entorno mediático negativo: un exceso de noticias negativas, retratos visuales de personas sufriendo, etc. Lo opuesto son imágenes que provocan relajación y retornan la persona a un estado de equilibrio.

La visualización positiva y la autosugestión pueden ser herramientas favorables para el espíritu y proporcionan a la psique un sinfín de posibilidades para desarrollar al máximo sus potencialidades.

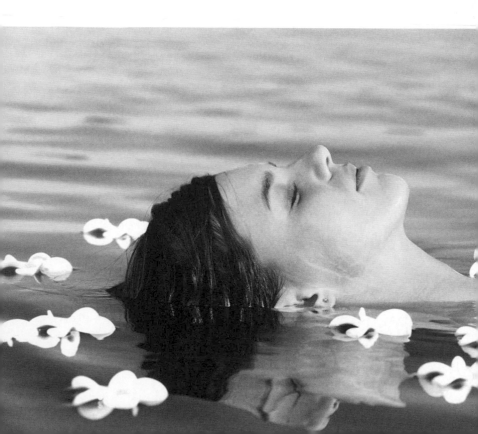

La mente se halla siempre en permanente estado de vibración. Estas vibraciones pueden dirigirse gracias a la voluntad si no están condicionadas por el tiempo ni por el espacio. Los ejercicios mencionados a continuación le permitirán tener acceso a las capas más profundas del subconsciente. Cualquier persona puede modelar su propia estructura mental y generar una personalidad única.

Visualización de paisajes relajantes

Intente reactivar paisajes antiguos que le sean familiares y con los que se sintiese especialmente a gusto en un momento de su vida: a orillas de un lago, en una playa solitaria, en un rincón apartado de la naturaleza...Recuerde aquel lugar en el que se sentía en perfecta armonía con el entorno y le inundaba una sensación de tranquilidad, de paz interior.

Déjese mecer por las olas de una playa en la que haya estado especialmente a gusto, en la corriente de un río de montaña y siéntase ligero, libre de cargas. Olvide los problemas y las tensiones.

Siempre que se encuentre en un momento de tensión, observe cualquiera de las imágenes que le sugieren sosiego y transpórtese a un estado de relajación.

Si no encuentra ese espacio en su imaginación tiene la oportunidad de transportarse mentalmente a un espacio imaginario, el cielo, el Universo con sus estrellas, el espacio infinito, un apacible jardín, etc.

Tiéndase boca arriba sobre una colchoneta y toque una pared con su mano derecha y con la mano izquierda la otra pared. Sienta cómo las paredes se van apartando, llevando consigo las manos, los brazos y los pies. Estire todo el cuerpo a partir del vientre y el abdomen. Su cuerpo se está convirtiendo en un algo tan grande que ocupa un espacio inmenso. Su mente se amplía de forma paralela. Siga creciendo y conviértase en la conciencia propia del Universo.

Para abandonar ese estado de relajación focalice su atención en el abdomen y progresivamente volverá a encontrar su tamaño normal. Eso sí, conserve en la memoria la posibilidad de ampliar su campo de conciencia hasta los confines del Universo.

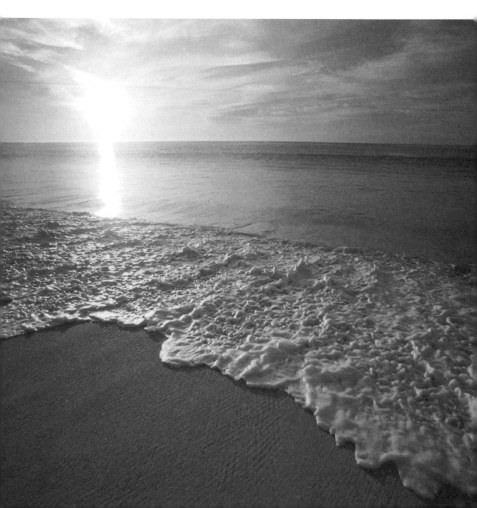

Relajarse mediante la sugestión consciente

Mediante la sugestión consciente podrá relajarse más rápidamente y podrá incrementar su potencial gracias a la fuerza del subconsciente.

Colóquese de nuevo tumbado boca arriba sobre una colchoneta o bien sentado con las piernas cruzadas. Repita varias veces las siguientes frases: "Estoy tranquilo, absolutamente tranquilo", o bien: "Me siento relajado, mis brazos pesan, mi cuerpo pesa, estoy profundamente relajado".

Esta misma fórmula puede emplearla si en el momento de ir a la cama no consigue dormirse. Perciba su respiración, una inspiración profunda y la consiguiente espiración. Relájese pensando en esa entrada y salida de aire y repita varias veces para sí mismo: "Me duermo fácil y profundamente".

Relajarse gracias a la respiración

La respiración constituye la base de la vida. Proporciona el oxígeno necesario al cuerpo para su buen funcionamiento y se asocia directamente con nuestras emociones e influye en todas las funciones vitales.

❖ **La respiración abdominal o diafragmática:** su observación es fácilmente asumible en personas que se hallan dormidas o profundamente relajadas y resulta fundamental para el mantenimiento de la salud y de la energía vital. El diafragma empuja los órganos abdominales hacia abajo.

Los ejercicios prácticos

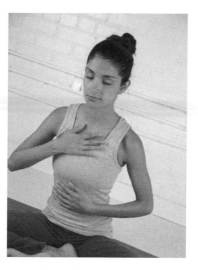

❖ **La respiración costillar:** Cada bocanada de aire penetra en el tejido pulmonar que permite una buena elasticidad del tejido. Cuanto mayor sea el número de inspiraciones, mayor aporte de oxígeno y mayores combustiones celulares. La respiración costillar está relacionada con el dominio de las emociones y su control permite afrontar situaciones diarias con una mayor capacidad de reflexión.

❖ **La respiración bajoclavicular:** Este tipo de respiración permite una mayor apertura clavicular y una mayor oxigenación de la superficie pulmonar. Espiritualmente se relaciona con "la apertura al mundo".

❖ **La respiración completa:** Es un compendio de las anteriores respiraciones. Se ejecuta en dos tiempos gracias a una inspiración larga, lenta y profunda. Se hincha el abdomen de manera que las costillas parezcan separarse mientras la respiración llega a la zona clavicular. Al espirar, se produce el hundimiento de la zona abdominal y de la caja torácica mientras que el proceso finaliza al ejecutar la respiración alta.

Evaluación de la respiración

Si es la misma persona la que realiza una autoevaluación de la respiración puede seguir los siguientes pasos:

❖ En posición sentada, colocar una mano sobre el vientre y otra sobre el pecho y observar dónde se produce la respiración (cavidad torácica, ombligo, costados, omoplatos). Con ello podemos detectar si se trata de respiración completa o superficial.

❖ En posición sentada, debe colocarse la mano izquierda sobre el vientre y la mano derecha sobre la clavícula izquierda, axila izquierda, costado izquierdo. Repetir el mismo ejercicio con la mano izquierda sobre el lado derecho.

❖ Colocar el dorso de la mano sobre diferentes partes de la espalda.

En cambio, si es otra persona la que evalúa la respiración debe realizar los siguientes ejercicios:

❖ Se colocan las manos extendidas sobre la espalda de la persona a la que se va a evaluar, con los pulgares apoyados en la columna vertebral y el resto de los dedos juntos. Se comienza en el atlas y axis y se desciende hasta la cintura. Se le solicita que respire y observaremos si los pulgares se desplazan (lo que indica que en esa zona penetra aire) y si dicho desplazamiento es simétrico.

❖ Además de este procedimiento debemos observar si durante la respiración eleva la clavícula o si tensa los músculos del cuello, además del tono muscular del diafragma y del abdomen. El grado en que contraiga excesivamente dicha musculatura determina que el aire no se espire con fluidez y la voz sea entrecortada. Por el contrario, si el sujeto presenta hipotonía del diafragma y del abdomen carecerá de suficiente fuerza como para espirar el aire necesario para la fonación.

La respiración refrescante

Este ejercicio puede realizarse en cualquier posición. Realice una respiración completa y mantenga cómodamente el aire unos segundos. Cuando sienta el deseo de espirar forme un pequeño círculo con los labios, sacando un poco la lengua y eche el aire con cierta fuerza dejándolo salir poco a poco. Parar y continuar hasta expulsar todo el aire de los pulmones.

Es un ejercicio que además de una sensación de relax proporciona una tonificación de la musculatura que interviene en el proceso respiratorio. Se percibe una sensación de frescor y de vigor general.

Respiración y relajación

Boca arriba, tumbado sobre la colchoneta, inspirar profundamente y, al espirar, dejar que el costado derecho se asiente y el cuerpo sienta un proceso de relajación general. Después de hacer un mínimo de cinco respiraciones completas realizar la misma operación en el costado izquierdo. Notar cómo el aire penetra por la nariz al inspirar y que, al espirar, el aire se pone en contacto con el centro del labio superior.

Respiración y visualización

Inspire profundamente por la nariz y haga que vientre y pulmones se llenen de aire. En la inspiración, imagine una luz cálida que se propaga por todo el cuerpo a partir del abdomen. Sienta cómo la luz inunda cada rincón de su organismo. Estire cada brazo y cada pierna en su máxima extensión posible, a ambos lados del cuerpo. Inspire y perciba cómo el aire llega hasta el vientre. Al espirar, trate de visualizar una espiral que se origina en el ombligo y que va ascendiendo hasta alcanzar los dedos de las manos y de los pies y que inunda toda la habitación. Haga girar esa espiral en sentido contrario y note cómo vuelve a enrollarse, atrayendo toda la energía de la habitación hasta contenerse de nuevo en el ombligo.

El sentido del oído

El sentido del oído es fundamental para captar los sonidos y la esencia que es inherente a ellos. En el oído externo se encuentran los pabellones auditivos y las orejas. Situados a cada lado de la cabeza nos sirven para localizar el origen de los sonidos. El conducto auditivo externo lleva los sonidos hasta el tímpano, que vibra y transmite su vibración a las estructuras del oído medio.

El oído medio se localiza en una cavidad dentro del hueso temporal que se comunica con la faringe por medio de la trompa de Eustaquio. Su función es igualar la presión del oído medio con la del exterior evitando roturas del tímpano. Del tímpano parte una cadena de huesecillos que transmiten las vibraciones hasta la ventana oval (martillo, yunque y estribo).

En el oído interno se localiza el caracol o clóquea, un canal enrollado sobre sí mismo que posee dos pequeñas vesículas sobre las que radica el sentido del equilibrio. Es en el caracol donde las ondas sonoras se transforman en impulsos nerviosos. Los sonidos transmitidos por una especie de teclado que se halla en toda esta estructura determinan ondas de presión líquida a través de la espiral de los canales del caracol.

Los sonidos provocan su efecto máximo sobre los distintos segmentos del teclado de las células sensoriales. Los de frecuencias más bajas activan las células sensoriales más amplias y flexibles, en el centro de la espiral del caracol. En cambio, los sonidos de más alta frecuencia obtienen su respuesta al final de la espiral, junto a la ventana ovalada, donde las células nerviosas son estrechas y rígidas.

Cuando las células nerviosas vibran provocan unos impulsos que son captados por el nervio auditivo y de ahí se transmiten al cerebro. Por eso nos es posible captar el trino de un pájaro o el claxon de un coche.

Los sonidos de alta frecuencia no pueden ser captados por los humanos. Por desgracia, las ciudades modernas producen constantes agresiones auditivas en todos los espectros que pueden acarrear reacciones bioquímicas variadas, tales como hipertensión arterial, un anormal funcionamiento del aparato endocrino, un ritmo cardiaco acelerado, tensión nerviosa, insomnio, etc. En un entorno agresivo los ruidos se presentan como elementos nocivos que nos alejan de un estado de relajación y provocan disfunciones en los ritmos cardiaco y respiratorio. Una de las terapias más recomendables para combatir el estrés provocado por el ruido es la musicoterapia.

La musicoterapia

La musicoterapia es aquella terapia que emplea la música con el objetivo de beneficiar nuestra salud a través de mejoras en diferentes ámbitos personales tales como el físico, emocional, social o cognitivo.

La musicoterapia parte de un principio básico que no es otro que el hecho de que todos los seres humanos somos, por naturaleza, seres musicales. Habitualmente, esta terapia tiene dos formas de aplicación: activa –cantar y escuchar música, tocar instrumentos, etcétera– y receptiva, relajación a través de la música. Y ello se haría mediante dos terapias complementarias, las verbales, en las que se habla con el paciente, y las no verbales, que implican la expresión del paciente a través de gestos y sonidos.

Con la musicoterapia, el terapeuta trabaja nuestras habilidades personales. Dichas habilidades serían las siguientes:

- Sensoriales: aumenta nuestra capacidad de respuesta ante los estímulos sensoriales recibidos.
- Cognitivas: aprendizaje, memoria, imaginación o nivel de alerta.

- **Socio-emocionales:** permite un mayor auto-conocimiento y facilita la forma de expresar y compartir nuestros sentimientos y emociones.
- **Motrices:** equilibrio, movilidad y coordinación, entre otras.

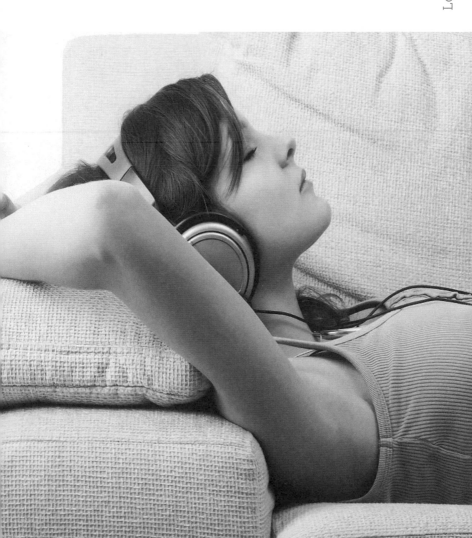

Concentrarse en el ruido

Sitúese en una posición relajada y concentre su atención en los ruidos más lejanos que pueda percibir. Escúchelos de una manera pausada. Luego trate de concentrarse en los ruidos más cercanos y de nuevo trate de hacerlo de una manera relajada. A continuación concéntrese en los ruidos que le envuelven en su habitación: el sonido de un reloj, la lavadora que centrifuga, un grifo que gotea, etc. Trate de escuchar los sonidos de su propio cuerpo y permanezca en estado de conexión con ese sonido regular y lento.

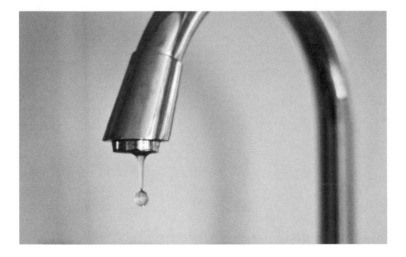

El papel de los mantras

Los mantras son sílabas sin un significado específico que contienen vibraciones muy altas que se repiten un determinado número de veces y que, con su zumbido, tienen el poder de enfocar la mente y motivar cambios.

Cuando nos concentramos en un mantra la mente no tiene espacio para otro tipo de pensamientos y por tanto se logra alcanzar un estado de relajación y meditación profundo. Algunos mantras fueron creados como invocaciones a dioses hindús o a seres superiores y contienen energía creadora.

El principio básico de un mantra reside en que el sonido es vibración y toda vibración genera energía y por tanto puede generar cambios en el campo donde se introduce.

Sin duda el mantra más utilizado es el que se recita con la sílaba "Om". El "Om" significa el sonido inaudible, que representa un aspecto de la creación, los poderes infinitos del sonido. Cuando se recita este mantra nos sintonizamos con el poder divino, y produce en el cuerpo y mente una gran armonía. La "O" hace vibrar la caja torácica, lo que prueba que la vibración se comunica a la masa de aire encerrada en los pulmones y que la membrana de los alvéolos pulmonares en contacto con el aire, vibran también, lo que estimula las células pulmonares y permite un mayor intercambio gaseoso. El vibro mensaje provocado por la emisión de la vocal "O" actúa particularmente sobre los órganos de la caja torácica y el abdomen. La "M" con la boca cerrada hace vibrar los nervios cerebrales. Las vibraciones sonoras son importantes para nuestra salud. Lo podemos comprobar por el efecto que producen diferentes músicas en nosotros.

Relajarse mediante un mantra

- Siéntese en un lugar donde no será interrumpido por al menos media hora.
- Escoja el mantra de su preferencia o empiece con un Om.
- Identifique la intención de la meditación y el uso del mantra.

- Siga los pasos para meditar. Concéntrese en su respiración por 5 minutos, siguiendo el ritmo natural del cuerpo.
- Empiece a vocalizar el mantra, tomando aire lentamente y pronunciando el sonido al exhalar, prolongándolo lo que más pueda. No lo fuerce. Repita a su propio ritmo, intentando no dejar momentos de silencio entre un mantra y el siguiente.
- Siga el ritmo natural de su respiración sin quedar sin aliento. Cuando sienta que la transición es natural y sin esfuerzo, vaya bajando la voz hasta que el canto del mantra sea interno.
- Deje que el canto interno vaya bajando de volumen también hasta encontrarse con silencio.
- Disfrute de este silencio por el tiempo que desee.

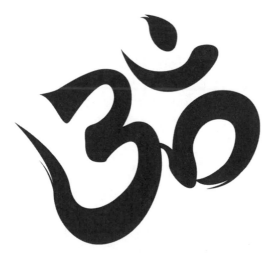

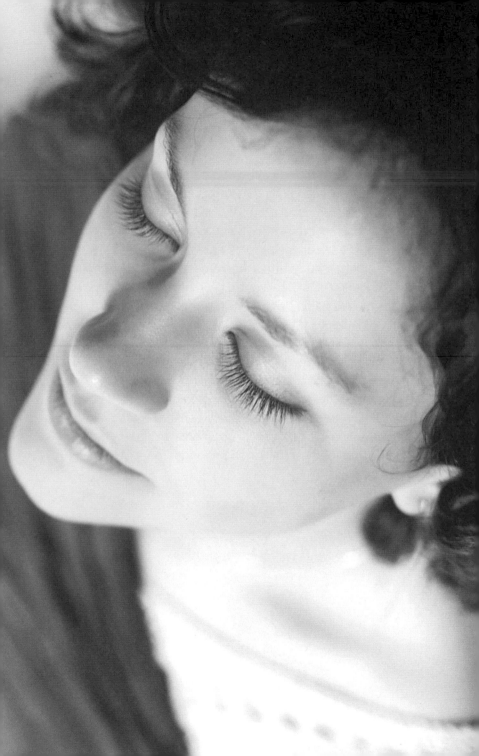

Lucile Favre

Ejercicios de relajación en movimiento

La relajación en movimiento sirve para activar funciones corporales como la respiración o la circulación sanguínea y para regular el tono muscular con la finalidad de producir bienestar. Al trabajar sobre el equilibrio y la coordinación motriz, mejora la confianza en las propias habilidades.

De pie, con las piernas ligeramente dobladas estirar los brazos hacia el cielo, relajando las muñecas y los dedos. Bajar los brazos hacia delante, con las palmas giradas hacia el suelo y los dedos y los hombros relajados. Cuando los brazos se encuentran paralelos al resto del cuerpo es el momento de relajarlos desde los hombros. Dejar caer la cabeza hacia el esternón y moverla circularmente, siempre con los brazos relajados. Por último, curvar la espalda hacia delante dejando caer el vientre sobre los muslos y verificar que cuello, mandíbulas y hombros se hallan totalmente relajados. Combinar esta postura con espiraciones profundas para una mayor relajación.

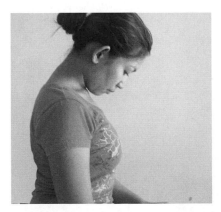

Automasajes

Los masajes son una manipulación de los tejidos blandos que estimulan el sistema circulatorio, relajan los músculos y eliminan los deshechos de nuestro organismo. Pero también sirven para producir un efecto relajante importante. Las técnicas de automasaje están inspiradas en terapias tradicionales como la reflexología, la acupuntura y el shiatsu. Un buen masaje requiere de una serie de gestos precisos como son:

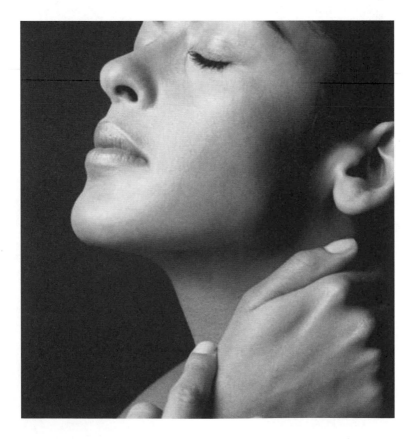

❖ **Roces:** normalmente son rozamientos dulces y ligeros.

❖ **Presiones:** pueden deslizarse o mantenerse en el mismo punto.

❖ **Amasado:** suele ser un movimiento profundo, similar a la acción de amasar una masa.

❖ **Golpeteo:** es un movimiento más enérgico y estimulante, pero nunca fuerte.

❖ **Fricción:** se utiliza para calentar la zona a tratar. Es decir, se la aplica antes de comenzar el masaje y también para finalizarlo.

Automasaje de cuello y hombros

Masajear cuello y hombros ayuda a aliviar los dolores de cabeza. Utilice la mano izquierda para dar un masaje sobre el hombro derecho, suave primero y más firme después. Dibuje pequeños círculos en el sentido de las agujas del reloj y más tarde en sentido contrario.

Sentado o de pie, pase el brazo por delante del pecho y apoye su mano sobre la nuca. Incline ligeramente la cabeza hacia el hombro opuesto y recorra con sus dedos la línea comprendida entre la base del cráneo y el hombro, siempre en forma descendiente. Repita varias veces y luego pase al otro hombro.

Coloque las muñecas en la base del cuello y deje los dedos a ambos lados de la columna vertebral. Masajee los músculos con la punta de los dedos, tire hacia arriba y presione las palmas con los dedos. Repita a lo largo del cuello y los hombros.

Realice pequeños y suaves pellizcos con los dedos alrededor de la nuca. Estire los músculos de ambos lados de la nuca, aplicando presiones con las palmas y los dedos. Luego, presione descendiendo desde la base del cráneo hasta la parte baja de la nuca. Repita varias veces.

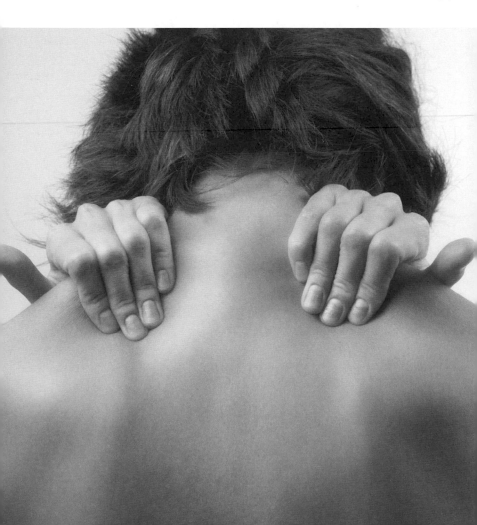

Automasaje facial

Frote las manos hasta sentir que las palmas desprenden un fuerte calor. Luego coloque los dedos en el centro de la frente y déjelos deslizar despacio hasta las sienes. Ejecute tres o cuatro deslizamientos de esta forma. A continuación masajear las sienes gracias a pequeños movimientos circulares. Presione las cejas y los párpados. Deslice las yemas de los dedos a cada lado de la nariz en un movimiento de arriba abajo y luego a la inversa. Siga en pómulos y mejillas de la misma manera.

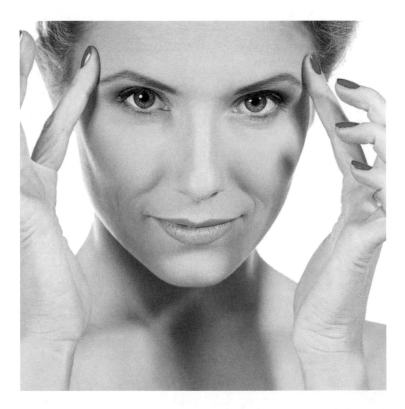

Beneficios del automasaje facial

- Activa la circulación sanguínea.
- Proporciona drenaje linfático que, a su vez, reduce la hinchazón en los ojos y mejora la eliminación de las toxinas. También es bueno para borrar las ojeras.
- Estimula la renovación celular.
- Tonifica la piel, favoreciendo la tersura y previniendo la pérdida de firmeza.
- Relaja y aporta descanso.

Automasaje sobre el abdomen

Este masaje favorece la digestión y la relajación abdominal. También resulta muy útil para mitigar los dolores propios de la menstruación.

Coloque una mano sobre al abdomen y empiece a amasarlo con los dedos y los pulgares circularmente. Comience con una presión muy ligera y luego, auméntela progresivamente. Realice cuatro círculos.

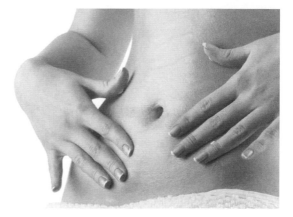

Coloque una mano sobre la otra y con las palmas de la mano, realice círculos más grandes que los anteriores, cubriendo toda la parte abdominal. El movimiento debe ser firme y siempre siguiendo las agujas del reloj. Repita cuatro veces más. Utilice la yema de los dedos de una sola mano para hacer pequeñas rotaciones, siguiendo el mismo sentido que los círculos anteriores. Repita sólo una vez. Amase delicadamente su vientre con el dedo gordo e índice.

Para relajar la zona abdominal, aplique ligeras presiones deslizantes que vayan de izquierda a derecha, una mano tras otra, en forma de ola. Realice el tiempo que usted desee.

Para finalizar, ubique sus palmas justo debajo del ombligo, con la puntas de los dedos tocándose. Mantenga la postura un minuto. Respire lenta y profundamente y relájese.

4. Cambiar los hábitos diarios

Relajarse en la vida diaria

Las oportunidades para relajarse en la vida diaria son muchas, sólo hay que saber encontrar el espacio y el momento para adoptar una actitud positiva y "desconectar" de los quehaceres cotidianos. Se trata de un cambio en las actitudes y formas de pensar que se pueden dar sin apenas esfuerzo, sólo con algo de voluntad. Por ejemplo, ante todo hay una serie de actitudes y rasgos de conducta que merece la pena evitar:

❖ Evitar las respuestas negativas ante cualquier cosa (frases del tipo: "siempre me sale todo mal", "no lo puedo hacer", etc.) y cambiarlas por actitudes positivas ("lo puedo hacer", "tendré éxito", etc.).

❖ Si está a punto de enfrentarse a un reto o a una situación desagradable, imagine lo que pasaría en el peor de los casos. Piense en una forma viable de esta situación y déle la vuelta para su propio beneficio.

❖ Valore las situaciones críticas positivamente. Busque el lado positivo de su oponente. Intente comprender su acción y por qué él o ella toma esas decisiones. Después de esto encare la situación de nuevo.

❖ Resuelva sus conflictos interiores. Si es capaz de resolver los conflictos, conseguirá una actitud relajada.

❖ Analice los estímulos que le preocupan. Después de que usted conozca lo que le preocupa, piense cómo puede minimizar o eliminar estos estímulos.

Frente a esto, asuma una serie de actividades cotidianas que le ayudarán a relajarse:

Actividades cotidianas:

❖ Concédase a sí mismo pausas para relajarse. No sólo durante el trabajo, sino también los fines de semana. En particular, asegúrese de dormir lo suficiente.

❖ Fomente la comunicación positiva.

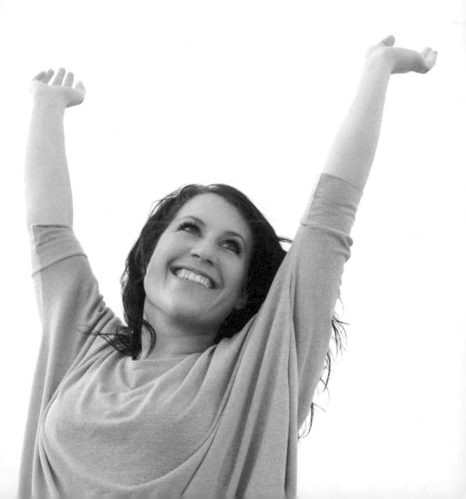

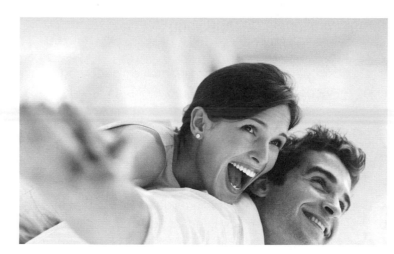

❖ Trabaje en los problemas de sus relaciones. Los problemas del matrimonio o de convivencia ejercen una influencia negativa y causan estrés.

❖ Haga que su tiempo libre sea estimulante y variado. Apúntese, por ejemplo, a un club deportivo. Asegúrese de que elige un deporte que le favorece mentalmente y que esté exento de presión competitiva y tenga en cuenta el aspecto comunicativo.

También pueden ayudarle en la relajación diaria el siguiente ejercicio:

❖ Bostezo o relajación natural: inspire con la boca bien abierta, alzando los brazos y apretando los puños entre el hombro y la oreja. A continuación, contener la respiración, contrayendo los hombros, los brazos, los puños la cara y la parte alta de la espalda. Para finalizar, espire ampliamente por la boca mientras observa cómo se relajan las diferentes partes del cuerpo.

Tomar conciencia del equilibrio

El equilibrio personal está estrechamente ligado con la circulación y con la respiración. Al movernos en la vida diaria, modificamos la posición del cuerpo y por tanto todos los procesos internos también reaccionan. Las señales que indican que el cuerpo debe parar porque se está forzando en exceso la maquinaria son una respiración forzada, palpitaciones, sensación de mareo o desorientación, etc.

Cuando una persona se halla relajada exteriormente, también se relajan los órganos internos, los pequeños capilares actúan y los reflejos internos de estirar y encoger son más rápidos que nuestra mente. Un cuerpo no está relajado cuando tiene los pies fríos o la boca seca, por ejemplo.

❖ Siéntese sobre una manta, bien recto, con las piernas estiradas. Trate de encoger las piernas hacia dentro, de modo que al realizar el giro las puntas de los pies se miren y los pies giren hacia fuera por sí solos, relajados. Si percibe un cierto hormigueo significa que se ha activado ligeramente la circulación.

❖ A partir de una posición de pie, levante una pierna. Primero unos centímetros y luego más arriba. Cuanto más seguro se sienta, levántela más. En el momento en que pierda el equilibrio, déjese llevar por sus reflejos. Trate de repetir el ejercicio tantas veces como sea necesario hasta que pueda poner la planta del pie sin dificultad sobre el muslo de la otra pierna. La tensión y la inseguridad nos condicionan y eso se transmite a las contracciones musculares.

❖ En posición de pie, levante la pierna hacia atrás e incline el tronco hacia delante. La pierna que se halla atrás y el cuerpo deben tratar de formar una línea recta. Trate de visualizar en esta posición un salto en paracaídas. Coloque los brazos a ambos lados perpendicularmente, a la altura de los hombros, sin que note rigidez en las articulaciones. No sostenga la pierna de forma forzada, sino que debe dejarse llevar por sus reflejos. La práctica de este ejercicio le trasladará una agradable sensación que le llevará a una sensación de seguridad en unos días.

❖ Desde la posición de pie, lleve los dedos de las manos a los pies, con el tronco inclinado hacia delante y una de las piernas levantada hacia atrás. El resultado es una sensación de cosquilleo general y dotar al cuerpo de una cierta seguridad que hace que los reflejos funcionen correctamente.

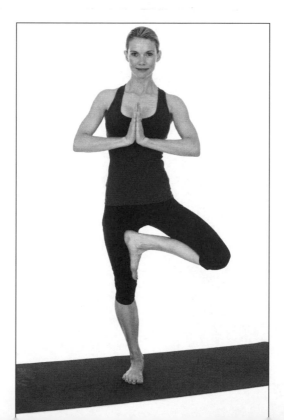

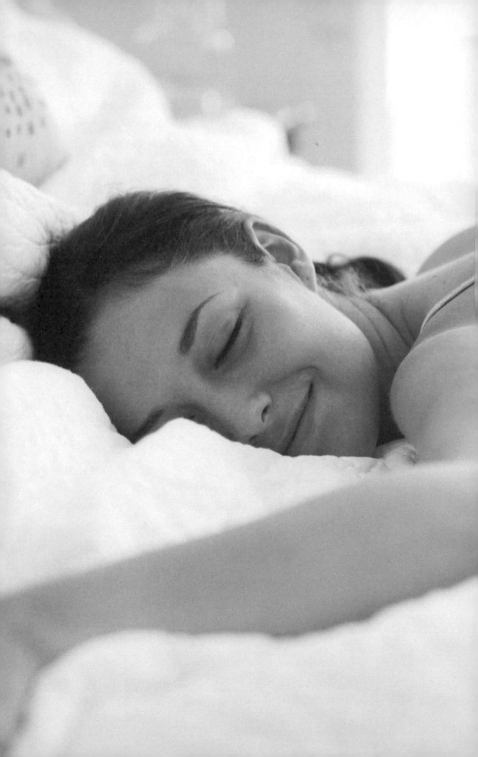

Dormir mejor gracias a la relajación

Algunos sostienen que dormir bien y sanamente equivale a tener una vida más apacible lejos de tensiones y preocupaciones. Por otro lado el estar en un estado de relajación es una de las mejores soluciones para complementar el acto de descansar cuando dormimos.

La cantidad de sueño necesaria depende de cada persona: un recién nacido duerme las dos terceras partes de su vida; a los cuatro o cinco años de edad los niños duermen unas doce horas diarias, mientras que el adulto duerme una media de siete horas.

Durante el periodo de sueño el cerebro está activo y su actividad mental es fácilmente registrable. Hacen falta unos noventa minutos para alcanzar la fase de sueño profundo, cuando el ritmo cardiaco y la respiración se hacen más lentos y los músculos se relajan por completo.

Aún así, mucha gente padece episodios de insomnio que distorsionan gravemente la calidad del sueño y que pueden ser debidos a múltiples causas, como un mal régimen alimenticio, episodios de ansiedad, cansancio, etc. Algunos remedios utilizados tradicionalmente para relajarse y combatir el insomnio son:

- Un baño caliente.
- Un masaje.
- Escuchar música relajante.
- Tomar una bebida relajante.
- Comer algo ligero antes de ir a la cama.
- Evitar ciertas sustancias.

- Preparar el dormitorio.
- Utilizar una buena cama.
- Mantener un horario fijo para ir a dormir.
- Dormir boca arriba.
- Visualizaciones.
- Emplear técnicas de relajación.
- Realizar ejercicio físico durante el día.

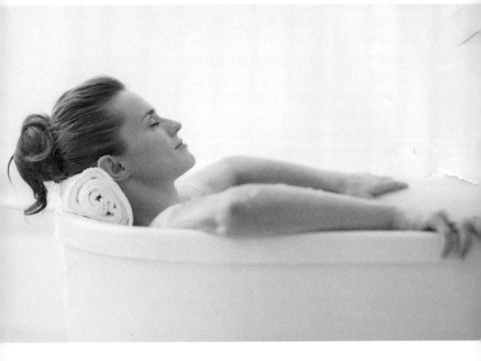

Prepararse para conciliar bien el sueño es una tarea muy sencilla que requiere de unos pasos que asegurarán su descanso y mejorarán su calidad de vida:

❖ La habitación debe estar en silencio, ordenada, y con la luz apagada o muy tenue.

❖ La mejor posición para relajarse, es acostado boca arriba, con todo el cuerpo apoyado en la cama. Manos y brazos a los costados del cuerpo, con la palma de la mano hacia abajo.

❖ Respirar profundamente entre 3 y 5 veces, de forma pausada y suave, hasta sentirse en un estado de relajación.

❖ Comenzar a aflojar cada parte del cuerpo. Es importante seguir cada parte del cuerpo con el pensamiento, siendo consciente de la relajación de esa parte del cuerpo. Es decir, el pensamiento debe estar centrado en la parte del cuerpo que se está aflojando. El orden de relajación es ascendente.

❖ Se comienza con los dedos del pie, siguiendo por el pie, tobillo, antepierna, pierna, cintura, parte baja de la espalda y abdomen, tórax, hombros, brazo, antebrazo, mano, dedos, luego se sigue por cuello, boca (procurando que la lengua no esté apoyada al paladar, sino solamente tocando), ojos, rostro y cabeza.

❖ Aflojar las piernas y los brazos, uno por uno. Es importante detenerse en los músculos de la cara, los cuales es normal que estén tensos y pocas veces nos detenemos a relajarlos.

❖ Una vez que se terminó, permanecer en ese estado durante unos minutos, tratando de mantener la relajación en cada una de las partes del cuerpo.

❖ Pasados unos minutos, tensar todos los músculos a la vez y seguidamente relajarlos nuevamente de una vez.

❖ Puede prolongar el estado de relax, evocando imágenes

mentales que le den paz, incluyéndose en ellas, por ejemplo, imaginarse caminando en una playa solitaria.

❖ Evite pensamientos negativos, que, cuando se tienen dificultades para dormir, es más común que irrumpan y hagan más difícil aún el relajarse y dormir tranquilamente.

Experimente con los ejercicios que se proponen a continuación para conseguir una buena relajación antes conciliar el sueño:

❖ Imite la respiración del sueño. Trate de domesticar los pensamientos inútiles y centre su atención en la respiración. Al cabo de unos minutos comprobará cómo cesa la actividad mental. Es el momento de sumergirse en el ritmo respiratorio característico del sueño: una inspiración corta, una larga espiración y una inspiración profunda con los pulmones vacíos. Si persevera cada noche en este ejercicio, al cabo de los días obtendrá un sueño reparador.

❖ Deje actuar a su subconsciente. En la cama, tras una profunda inspiración, trate de repetir diversas veces las siguientes frases: "Me dormiré fácil y profundamente" o bien: "la noche será larga y relajante". O: "Dormiré de un tirón, sin interrupciones", o bien: "cuando despierte, lo haré en plena forma y totalmente relajado". Deje actuar a su subconsciente y obtendrá magníficos resultados.

❖ Programe su sueño. Después de sumergirse en un estado de relajación, programe la hora de su despertar repitiendo mentalmente la frase: "Me despertaré a tal hora, en plena forma". Visualice sobre un reloj la hora que desea despertarse y verá cómo lo consigue en apenas unas pocas sesiones.

La onironáutica o los sueños lúcidos

Los sueños lúcidos son aquellos en los cuales el soñador se da cuenta de estar soñando. Los sueños lúcidos suelen producirse mientras la persona está en medio de un sueño común y corriente y de pronto se da cuenta de que está soñando. A esto se le llama "sueño lúcido iniciado desde el sueño". Este se produce cuando se pasa de un estado de vigilia normal directamente a un estado onírico, sin ningún aparente lapso de consciencia. En ambos casos, los sueños tienden a ser más extraños y emocionales que los comunes y corrientes. Y lo que es más importante, el soñador tiene al menos un poco de control sobre el sueño en sí y de su entorno.

La consciencia no se desconecta del todo mientras dormimos. Siempre hay un bajo nivel que nos puede hacer despertar cuando oímos algo significativo, nuestro nombre o un ruido. Pero en el sueño lúcido la actividad cerebral aumenta, especialmente en la parte frontal del cerebro, que está relacionada con la actividad cognitiva.

Relajación para embarazadas

Una mujer embarazada puede realizar sus actividades gimnásticas habituales, adaptando, eso sí, las posturas y ejercicios a su estado de gestación y siempre teniendo en cuenta la opinión del ginecólogo.

Pero durante el embarazo también pueden suceder episodios de estrés que vayan desde la preocupación sobre el bienestar y la salud del bebé o sobre el parto, hasta la ansiedad sobre cómo será todo después del nacimiento. Vamos a ver una serie de ejercicios que le ayudarán a relajarse antes del momento tan esperado:

❖ Estirada en el suelo coloque las manos sobre el vientre y respire tranquilamente. Luego, coloque las manos en las costillas y repita la operación. Después haga lo mismo situando las manos en la parte superior del pecho y debajo de las clavículas. Ejecute una respiración completa, con una larga inspiración desde la zona de las costillas hasta la parte superior del pecho. Al espirar deje que la zona abdominal se hunda y espere la llegada de un suspiro.

❖ Colocarse en una postura cómoda, utilizando los cojines y almohadones necesarios para que el cuerpo esté completamente apoyado. Empezar por endurecer los músculos de los pies durante unos segundos, y luego relajarlos. Realizar el mismo proceso subiendo por las pantorrillas, los muslos, las nalgas, el estómago, las manos y los brazos, subiendo hacia la cara, contrayendo y relajando todos los grupos musculares del cuerpo. Al llegar a la cara, con los ojos cerrados, fruncir las cejas y relajarlas, abrir la boca y cerrarla, mover las mandíbulas. Repetir todo el ejercicio, pero ahora empezando desde la cara y bajando al resto del cuerpo. A cada paso hay que ser completamente conscientes de esa parte del cuerpo que se está trabajando, centrándonos en ella y dejando la mente en blanco para todo lo demás. La respiración ha de ser lenta, consciente, rítmica. Con los ojos cerrados, acompañados de música suave, la experiencia se hace mucho más relajante y placentera. Al acabar el ejercicio el cuerpo debe estar fláccido, relajado. Es un buen ejercicio para realizar una vez al día, especialmente durante la parte final del embarazo.

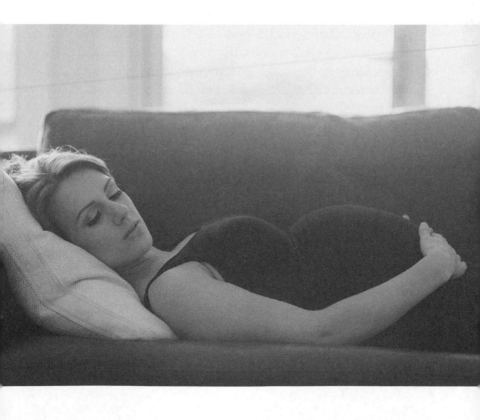

Relajación para niños

Durante el primer año de vida, el bebé suele tranquilizarse mucho si siente el contacto físico con la madre o se le balancea suavemente en sus brazos o en la cuna. También el hablarle o cantarle en tono suave y relajado propicia la transición hacia el sueño o un estado más calmado. Todos estos recursos constituyen formas de relajación natural y universal. Es a partir aproximadamente de los dos años y medio y en paralelo al aumento de la capacidad de los niños para empezar a comunicarse verbalmente, cuando se puede introducir alguna actividad de relajación más estructurada. Los niños, a partir de los cuatro o cinco años de edad pueden comprender perfectamente las nociones de contracción y relajación. Es conveniente, no obstante, presentarles los ejercicios de una manera lúdica y hacerles partícipe que se trata de técnicas de bienestar corporal.

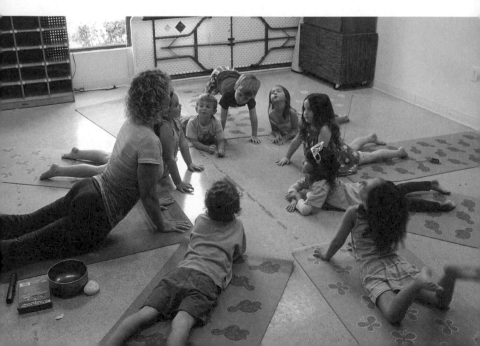

Técnicas de relajación para niños

- Contracción – distensión: Esta técnica se fundamenta en contraer un músculo o un grupo de músculos durante algunos segundos, luego esta contracción se debe aflojar progresivamente. Esta contracción máxima permite sentir la distensión del grupo muscular objeto del ejercicio, después de realizarlo se sentirá una gran relajación.

- Balanceo: Esta es una técnica que consiste en imitar el movimiento de un columpio. Para llevar a cabo esta técnica se debe realizar un movimiento de vaivén de delante hacia atrás, o de derecha a izquierda de la parte del cuerpo que se está relajando (por ejemplo, un brazo, una pierna, la cabeza) la cual debe estar distendida y blanda.

- Estiramiento-relajación: Esta es una técnica de relajación para niños que consiste en estirar paulatinamente una parte de cuerpo, alargándola lo más posible. Debe mantenerse esa postura durante unos segundos y luego aflojar suavemente esa parte del cuerpo. Es realmente muy importante aflojarla con suavidad, dejándola caer resbalando, sin que golpee. Después, se balancea ligeramente esa parte del cuerpo. Después de realizar esta técnica los músculos estarán muy relajados y la sensación de bienestar invadirá todo el cuerpo.

- Caída: Esta técnica básicamente consiste en dejar que la fuerza de gravedad actué sobre el cuerpo. Lo que se debe hacer es levantar una parte del cuerpo, la dejamos caer lentamente, resbalando sin que golpee. Se deja descansar esa parte durante unos segundos y luego se repite el movimiento dos o tres veces.

Algunos de los ejercicios más comunes que se pueden realizar son los siguientes:

❖ Con las piernas dobladas y la espalda estirada los niños imitan el vaivén del mar, levantando los brazos hasta la altura de los hombros e iniciando el descenso de una manera lenta y progresiva hasta el suelo, con las palmas de las manos queriendo imitar el gesto de "acariciar" la arena de una playa. Conviene enseñarles a inspirar mientras se levantan los brazos y espirar al bajarlos.

❖ Un niño levanta los brazos de otro como si fuera de plastilina; este debe dejarse manejar y dejar el brazo "muerto". De esta manera ambos toman conciencia de la noción de contracción y relajación.

Relajación y conocimiento de uno mismo

Concentrarse en sí mismo no debe tomarse como una actitud egoísta sino como un medio para renovar los recursos propios y estar más disponible para los demás. Se trata de un gran respeto hacia el prójimo, de una prueba de amor con el entorno al intentar hacerle llegar un espíritu positivo dentro de un "vehículo sano", dinámico, abierto y radiante.

La relajación constituye un excelente medio para facilitar la costumbre de la introspección y para permitir a la mente positivar imágenes gracias a la visualización o a la autosugestión.

❖ Estirado en una colchoneta, boca arriba, deje surgir un pensamiento y observe cuáles son las asociaciones de ideas. Tome conciencia de que esas palabras o imágenes que surgen están "almacenadas" en su memoria".

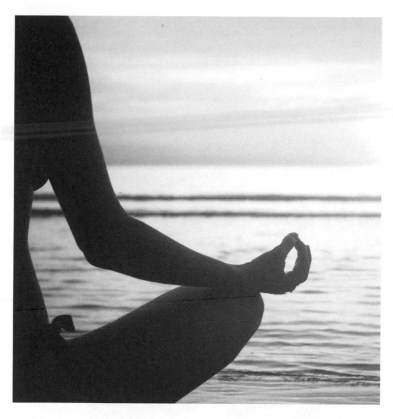

❖ Observe el nacimiento de un deseo. Considere un deseo suyo como algo extraño y no como una parte integrante de su ser. Reflexione sobre las consecuencias de la satisfacción de ese deseo. Concéntrese en su cuerpo y en su respiración y los deseos desaparecerán para dejar paso a una sensación de profunda serenidad.

❖ Observe los problemas que le acechan desde una cierta perspectiva. La relajación puede ayudarle a superar los obstáculos que perturban su equilibrio y armonía. Intente imaginar todos los guiones posibles e inimaginables para solucionar un problema actual. Busque las soluciones, todas las soluciones posibles y después haga una lista con ellas. Se dará cuenta de que, a veces, las dificultades son solamente consecuencia de los puntos de vista, de sus costumbres, que pueden ser transformadas sin dificultad. Cuando se quiere actuar, siempre se encuentra un medio.

❖ Cuando se halle preso de un ataque de ir, concéntrese en la respiración. Cuando los celos o el rencor le impidan vivir con plenitud, interiorícese, relájese, y no se convierta en un esclavo de sus sentimientos. Gracias a la relajación puede desarrollar un sentimiento de alegría, libertad y plenitud.

Ejercicios para tomar conciencia de tendones y músculos

Se trata de tomar conciencia de que las estructuras de los tendones y las de los músculos interaccionan en todo el cuerpo en la función de apuntalar los huesos.

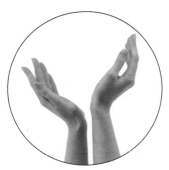

❖ Doble y estire los dedos ligeramente, fijándose en la movilidad de cada dedo. Levante la parte superior del brazo perpendicularmente al cuerpo, con la palma de la mano abierta y los dedos estirados hacia abajo. Abra y cierre toda la mano, primero lentamente y después más rápido. La tensión de la mano se reduce y se pierde la contracción, relajando toda la musculatura.

❖ Sentado o de pie, levante el brazo derecho de forma lateral y perpendicularmente al cuerpo. Estire la punta de los dedos hasta que todo el brazo se estire por completo. Estire el brazo izquierdo de igual forma, de modo que perciba un estiramiento contrario de igual magnitud.

❖ Para estirar lateralmente el pie, dé un paso hacia un lado girando la pierna. Dóblela lateralmente sin relajar la rodilla, de modo que pueda notar un tirón de los tendones desde el talón hasta las nalgas. Toda la pierna debe estar en tensión y con su práctica se consigue una sensación de liberación.

Relajación y comunicación

Cuando se trabajan estas técnicas de relajación disminuyen el nivel de estrés, las personas aprenden a relajarse, a recuperar la confianza, la autoestima y la seguridad en sí mismas, por lo tanto, las relaciones sociales se vuelven más óptimas y satisfactorias.

Hoy en día a personas les cuesta comunicarse con los demás, y eso a pesar de que la Red ha favorecido tal tarea. Pero expresar las necesidades, los deseos, las dudas, los temores, debe hacerse de forma abierta y muy claramente al interlocutor al que nos queramos dirigir.

Una comunicación verdadera deba darse:

❖ Primero de todo con uno mismo.

❖ De una manera poco estresante, o que como mucho se trate de un estrés positivo.

❖ Una buena comunicación significa no querer imponer los argumentos propios frente a los de los demás.

❖ Hay que saber escuchar, recibir la palabra del otro para que se inicie el verdadero diálogo.

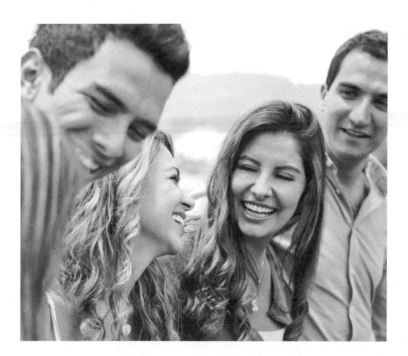

❖ Ser conscientes de que el lenguaje verbal no es la única herramienta de comunicación, el cuerpo entero participa de cualquier intercambio mediante el gesto o el conjunto de sentidos.

❖ Cuanto más relajados estemos, más aptos nos encontraremos para un estado propicio de receptividad ante cualquier diálogo sincero, profundo y receptivo.

Cuanto menos preocupados estemos, seremos capaces de observar el entorno con mayor disposición. En cambio, al estar estresados, nada parece interesarnos, nada se graba en los sentidos. La mayor parte de las cosas que grabamos en nuestra memoria dependen de lo que vemos.

Lo que percibimos del mundo exterior se capta en la retina y allí son captadas por células nerviosas especializadas. Conos y bastones traducen todas las imágenes que reciben en un impulso nervioso que se transmite al cerebro, que es quien finalmente determina lo que vemos.

Las imágenes son seleccionadas y almacenadas en la memoria, al tiempo que son susceptibles con posterioridad. Así, la visión no depende únicamente del mecanismo del ojo, sino que también interviene el cerebro para interpretar la imagen que existe en la retina. La mente almacena en su memoria numerosos datos muy precisos del mundo que nos rodea y los utiliza paulatinamente para interpretar o explicar cualquier imagen incompleta proporcionada por la retina.

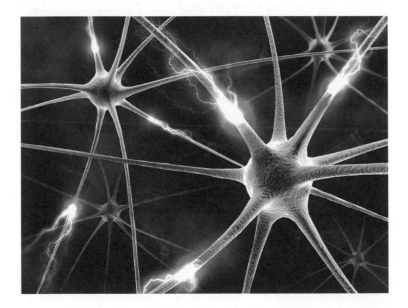

Relajación mental

Son numerosas las situaciones en que nuestra mente se ve tan atareada que cuando nos correspondería descansar somos incapaces de hacerlo porque no paramos de pensar. Esto es un verdadero problema, especialmente cuando nuestra actividad mental ni siquiera nos deja dormir bien. Un sencillo ejercicio le ayudará a relajar la mente y descansar plenamente:

❖ Lo primero es buscarse un lugar tranquilo y cómodo donde pueda tumbarse, sobre una colchoneta o esterilla.

❖ El ejercicio se realizará con la habitación a oscuras y los ojos cerrados.

❖ Una música agradable y un poco de incienso pueden ser utilizados para favorecer la relajación.

❖ Respire profundamente tres veces.

❖ Elimine toda la tensión del cuerpo y trate de relajarlo desde los pies a la cabeza.

❖ Tome todo el tiempo que necesite para ello.

❖ Ahora visualice su cerebro, e imagine que tiene dos puertas.

❖ Visualice que las dos puertas están abiertas y cómo los pensamientos que entran por la puerta de la izquierda se van por la puerta de la derecha.

❖ Es ahora el momento de cerrar la puerta de la izquierda impidiendo que ningún pensamiento pueda entrar en el cerebro.

❖ Centre su atención en los pensamientos que todavía están en la mente y vaya despidiéndolos y observando cómo van saliendo por la puerta de la derecha.

❖ Cuando haya salido el último pensamiento, cierre la puerta de la derecha. Así, ahora el cerebro es una habitación vacía que está a oscuras.

❖ No hay pensamientos, no hay nada. Mantenga el estado de vacío mental todo lo que le sea posible, y trate de ir a dormir con esa sensación.

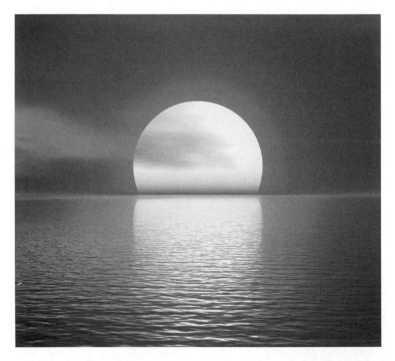

Relajación de los ojos

Tiéndase sobre una alfombra o una colchoneta, cierre fuertemente los ojos, contraiga los párpados, las cejas y la frente durante unos segundos. Luego trate de relajar esa zona y realice los ejercicios siguientes:

❖ Coloque las palmas de las manos delante de los ojos: Repose los brazos sobre una superficie plana, cierre los ojos y coloque las palmas de las manos delante de los ojos. Sus ojos deben estar en completa oscuridad. Respire lenta y relajadamente durante uno o dos minutos. Retire despacio las manos y abra los ojos.

❖ Los puntos cardinales: Dirija la mirada lo más lejos que pueda y manténgala durante dos o tres segundos en cada uno de los cuatro puntos: arriba, abajo, izquierda, derecha. Repita el ejercicio tres veces. Nota importante: mueva los ojos, no la cabeza.

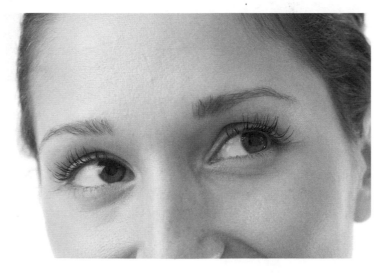

❖ Masajee las órbitas de los ojos: Un masaje suave es muy relajante para los ojos. Usando las puntas de los pulgares, masajee la zona debajo de las cejas (desde la parte superior de la nariz hasta los párpados) realizando movimientos circulares.

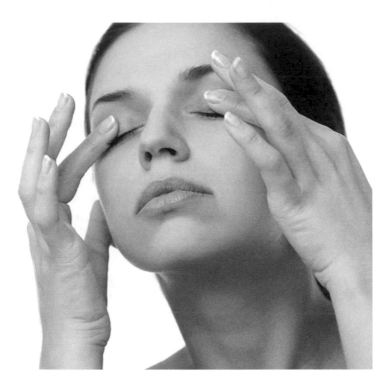

❖ Relajación para los ojos: Estire un brazo por delante de la nariz con el pulgar señalando hacia arriba. Elija cinco objetos: la punta de la nariz, el brazo estirado, el pulgar y dos objetos más de la habitación que se encuentren más alejados. Fije la mirada en cada uno de los objetos, manteniéndola durante unos instantes. Para finalizar, pasee la mirada por la punta de la nariz, el brazo, el pulgar y los otros dos objetos.

❖ Prevenir la sequedad ocular: Mire hacia delante con la cabeza recta y relaje los músculos faciales, así como la mandíbula inferior. Abra y cierre los párpados unas 20 veces. Mantenga los músculos relajados todo el tiempo. Los párpados deben moverse suavemente y sin esfuerzo, pero de una manera intensa.

Bibliografía

Amutio Careaga, A. *Teoría y práctica de la relajación. Un nuevo sistema de entrenamiento*, Barcelona, Martínez Roca, 1999.

Avia, M.D. "Técnicas cognitivas y de autocontrol" en J.Mayor y E.J.Labrador (eds.), *Manual de Técnicas de Modificación de Conducta*, pags 330-360, Madrid, Alhambra 1990.

Berstein, D. y Borkovec, T.D. *Entrenamiento en Relajación Progresiva*, Desclee de Brower, Bilbao, 1983.

Cautela, J. R. Y Groden, J. *Técnicas de Relajación*, Martínez Roca, Barcelona, 1985.

Chóliz, M. *A breathing-retraining procedure in the treatment of sleeponset insomnia: theoretical basis and experimental findings*. Perceptual and Motor Skills, 80, 507-513, 1995.

Echeburúa,E. y Corral, P. "Tratamiento psicológico de los trastornos de ansiedad", en G.Buela y V.Caballo (eds.), *Psicología clínica aplicada*, Siglo XXI, Madrid, 1991.

Everly, G. *A clinical guide to the treatment of the human stress Response*, Plenum, Nueva York, 1989.

Hibbert, G.A. *Hyperventilation as a cause of panic attacks*, British Medical Journal, 288, 263-264, 1984.

Joseph. R. Cautela y June Groden. *Técnicas de relajación*, Editorial Roca.

Labrador,F. *Técnicas de Relajación y Desensibilización Sistemática*, Fundación Universidad Empresa, Madrid, 1992.

Labrador, F., De la Fuente, M. y Crespo, M. "Técnicas de control de la activación: relajación y respiración" en *Manual de técnicas de modificación y terapia de conducta*. pags 367-395, Pirámide, Madrid, 1995.

Lodes, H. *Aprende a respirar*, Integral, Barcelona, 1990.

Mars Llopis, Vicente y Madrid López, Nacho. *La Relajación Progresiva*, TEA Ediciones, 2000.

Smith, J.C. *Dinámica de la relajación*, Editorial Tikal, Girona, 1985.

Smith, J. C. *Entrenamiento cognitivo-conductual para la relajación progresiva*, Bilbao, DDB.

En la misma colección

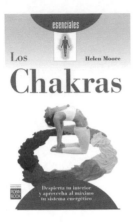

LOS CHAKRAS
Helen Moore
Despierta tu interior y aprovecha al máximo tu sistema energético.

Los Chakras son siete centros energéticos situados en el cuerpo humano. Su conocimiento nos llega a través de la cultura tibetana forjada a través de la experiencia personal de los maestros de Shidda Yoga. La energía del cosmos atraviesa nuestro cuerpo trabajando en esa red de centros energéticos sutiles. Los chakras captan esa energía del ser humano y la hacen circular hacia el macrocosmos. Los chakras nos conectan con nuestro mundo espiritual y de su equilibrio depende en buena medida nuestra salud. De nuestra capacidad para leer las señales de estos centros de energía y rectificar o corregir su trayectoria dependerá que podamos evitar determinados trastornos.

PNL
Clara Redford
Una guía práctica y sencilla para iniciarse en la programación neuroligüística

Con este libro descubrirá las técnicas básicas para comprender y practicar la programación neurolingüística en la vida diaria. La PNL es un método eficaz que trabaja el lenguaje para influir en los procesos cerebrales y una poderosa arma para realizar cambios en la vida, ya que gracias a este método cualquier persona puede desarrollar todas y cada una de las capacidades ocultas. Este libro es una guía práctica para realizar una serie de ejercicios que le servirán para (re)conocerse y poder cambiar así modelos de conducta mental y emocional por otros que le darán una mayor armonía y equilibrio.

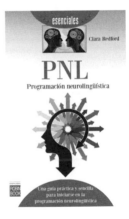

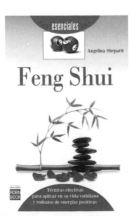

FENG SHUI
Angelina Shepard
Técnicas efectivas para aplicar en su vida cotidiana y rodearse de energías positivas

Feng Shui es una antigua ciencia desarrollada en China que revela cómo equilibrar las energías de un espacio para asegurar la salud y la buena fortuna de las personas que lo habitan. Este libro es una extraordinaria introducción muy práctica y sencilla a las formas de ubicación del Feng Shui. Aprenda a descubrir las técnicas de purificación para transformar su hogar en un espacio sagrado y distribuir los diferentes elementos de la casa para alcanzar el máximo bienestar.

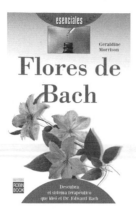

FLORES DE BACH
Geraldine Morrison

¿Sabía que los desequilibrios emocionales pueden tratarse con esencias florales? Son las llamadas Flores de Bach, un conjunto de 38 preparados artesanales elaborados a partir de la decocción o maceración de flores maduras de distintas especies vegetales silvestres. En efecto, emociones y sentimientos como la soledad, la timidez, la angustia, la intolerancia o el miedo pueden combatirse cuando perturban nuestro ritmo diario y trastocan nuestro equilibrio. Este libro reúne los conceptos fundamentales del sistema terapéutico ideado por Edward Bach con la finalidad de que cualquier persona pueda recuperar la armonía del cuerpo y de la mente a favor de un mayor bienestar.

PILATES
Sarah Woodward

Experimenta un nuevo estilo de vida y una nueva manera de pensar con el método Pilates, sin duda algo más que una serie de ejercicios físicos. Tal y como lo define su creador, Joseph Pilates, «es la ciencia y el arte de desarrollar la mente, el cuerpo y el espíritu de una manera coordinada a través de movimientos naturales bajo el estricto control de la voluntad». El método Pilates propone otra forma de realizar el trabajo muscular, dando un mayor protagonismo a la resistencia, la flexibilidad y el control postural. La mayoría de ejercicios se realizan mediante una serie de movimientos suaves y lentos que se consiguen a través del control de la respiración y la correcta alineación del cuerpo.

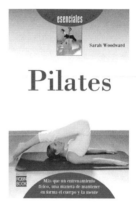

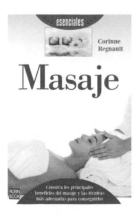

MASAJE
Corinne Regnault

Entre otros beneficios, el masaje facilita la eliminación de toxinas, activa la circulación sanguínea y linfática y mejora el aporte de oxígeno a los tejidos. También es útil para aliviar el estrés y estados de ánimo negativos, pues estimula la producción orgánica de endorfinas. Es, posiblemente, una de las herramientas terapéuticas más antiguas que ha empleado el ser humano para tratar estados de dolor. Y tradicionalmente se ha utilizado para aliviar o hacer desaparecer las contracturas y la tensión muscular. Este libro es un manual de uso básico que repasa los principales métodos utilizados para realizar un buen masaje y explica de manera muy práctica los pasos a seguir para realizarlo.

Colección Esenciales:

Los puntos que curan - *Susan Wei*

Los chakras - *Helen Moore*

Grafología - *Helena Galiana*

El yoga curativo - *Iris White y Roger Colson*

Medicina china práctica - *Susan Wei*

Reiki - *Rose Neuman*

Mandalas - *Peter Redlock*

Kundalini yoga - *Ranjiv Nell*

Curación con la energía - *Nicole Looper*

Reflexología - *Kay Birdwhistle*

El poder curativo de los colores - *Alan Sloan*

Tantra - *Fei Wang*

Tai Chi - *Zhang Yutang*

PNL - *Clara Redford*

Ho' oponopono - *Inhoa Makani*

Feng Shui - *Angelina Shepard*

Flores de Bach - *Geraldine Morrison*

Pilates - *Sarah Woodward*

Masaje - *Corinne Regnault*